# DE LA
# CHOLÉDOCOTOMIE

PAR

## Le Docteur Maurice JOURDAN

Ancien interne des hôpitaux de Paris

————— ◆ —————

PARIS

G. STEINHEIL, ÉDITEUR

2, RUE CASIMIR-DELAVIGNE, 2

—

1895

# DE LA
# CHOLÉDOCOTOMIE

Te 93
121

IMPRIMERIE LEMALE ET Cⁱᵉ, HAVRE

# DE LA
# CHOLÉDOCOTOMIE

PAR

## Le Docteur Maurice JOURDAN
Ancien interne des hôpitaux de Paris

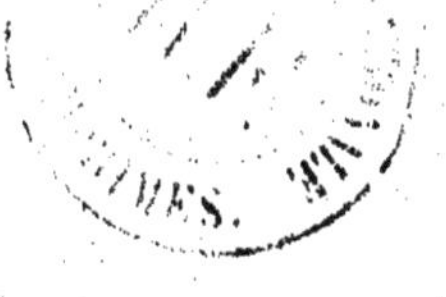

PARIS

G. STEINHEIL, ÉDITEUR

2, RUE CASIMIR-DELAVIGNE, 2

1895

# DE LA
# CHOLÉDOCOTOMIE

En tête de ce travail doit être inscrit le nom de M. le professeur Terrier. Chacun sait la grande part qu'il a prise en France aux progrès de la chirurgie des voies biliaires ; son nom se retrouvera souvent dans les pages suivantes. En outre, je suis heureux de pouvoir le remercier ici de sa constante bienveillance, et de tout ce que son exemple, ses conseils, et l'initiative qu'il m'a donnée comme interne dans son service, ont fait pour mon instruction ; je le prie de recevoir l'expression de ma profonde et affectueuse reconnaissance.

Je tiens aussi à exprimer toute ma gratitude à M. L. Championnière, qui a été pour moi un excellent maître ; je garde le meilleur souvenir du temps d'internat passé auprès de lui.

M. Fernet, durant ma deuxième année d'internat, et M. Blum, pendant la première, m'ont guidé avec une bienveillance qui ne m'a jamais fait défaut : je les en remercie sincèrement.

En M. Hartmann j'ai eu un maître et un ami excellent ; je suis heureux de lui dire ici ma reconnaissance et de le remercier pour les nombreuses marques d'amitié qu'il m'a données.

Je prie aussi mes autres maîtres dans les hôpitaux de Paris, de recevoir tous mes remerciements : MM. les professeurs Grancher et Raymond ; — MM. Bar, Walther, Gérard Marchant, Tuffier, Michaux ; — MM. Jules Simon, Josias et Brocq.

Mes premières années à l'École de Marseille m'ont laissé de très bons souvenirs, et beaucoup de gratitude pour les maîtres qui m'y ont guidé : MM. les professeurs Combalat et Villeneuve ; MM. Poucel, Gamel, Trastour, Fallot et Fioupe.

M. le professeur Duplay, MM. Schwartz, Michaux, Jaboulay, Vautrin, Roux de Lausanne, Socin, Kümmel, Lauenstein, Mayo Robson, Arbuthnot Lane, Duncan, et Mallam ont bien voulu me communiquer des observations inédites ou des renseignements importants ; je tiens à les en remercier ici. Mon ami le Dr Magill, avec une amabilité inépuisable, m'a été un collaborateur précieux pour les documents étrangers : je l'en remercie bien cordialement.

# SOMMAIRE

# TROISIÈME PARTIE

## Technique opératoire de la cholédocotomie.
## Suites immédiates. Résultats éloignés.

# HISTORIQUE

L'idée première d'inciser le cholédoque pour en extraire les calculs
paraît appartenir à Langenbuch : il l'exprime dans un travail paru
en 1884, où il passe en revue les opérations praticables sur les voies
biliaires. « D'autre part, dit-il en étudiant les moyens de remédier
à l'occlusion durable du cholédoque, on pourrait aussi inciser le canal
cholédoque, qui le plus souvent est dilaté colossalement, jusqu'à
atteindre le volume de l'intestin grêle, recueillir sur des éponges la bile
qui s'écoulerait par l'incision, extraire le calcul, et fermer l'incision du
cholédoque par des points de suture (1). »

Parkes, peu de temps après, formule la même idée (2). Est-il toujours
possible, se demandait-il après la relation d'une cholécystostomie, de
créer une fistule en cas d'occlusion du cholédoque par calcul biliaire ?
« La semaine suivant l'opération ci-dessus publiée ne s'était pas écoulée,
dit-il, que la réponse à ma question m'était donnée par l'autopsie
d'une femme ayant succombé à des accidents d'obstruction calculeuse
du cholédoque. La vésicule biliaire était réduite au volume du pouce ; le
canal cholédoque, dilaté, contenait six calculs. Il aurait été impossible,
dans ce cas, d'aboucher la vésicule à la plaie abdominale ; l'opérateur
se serait trouvé fort embarrassé. Ici l'incision du cholédoque, l'ablation
des calculs, et la fermeture immédiate de l'incision par des sutures,
comme on suture l'intestin, aurait été la conduite à suivre. En pareil
cas il faudrait, me semble-t-il, introduire un drain en caoutchouc
jusque sur la suture du cholédoque, pour assurer à la bile une voie
d'écoulement si la suture ne tenait pas. »

Kümmel, en 1890, publie la première opération de cholédocotomie :
il l'avait pratiquée six ans auparavant, en 1884. A la même époque,
Th. Voigt, dans un mémoire sur la chirurgie des voies biliaires, donne
la relation d'une cholédocotomie pratiquée par Heussner. Des observations isolées commencent alors à être publiées, soit dans des séries
d'opérations sur les voies biliaires (Thornton), soit dans des traités spé-
ciaux sur ce sujet : tels les importants ouvrages de Courvoisier et de

(1) LANGENBUCH. *Berliner klinische Wochenschrift*, 1884, n° 52, p. 828.
(2) PARKES. *American Journal of medical sciences*, juillet 1885, vol. XC, p. 95

Riedel. Dans son rapport concernant les opérations chirurgicales sur les voies biliaires, à la sixième session du Congrès français de chirurgie, en 1891, M. Terrier rassemblait 13 observations de cholédocotomie proprement dite. Un an plus tard, en même temps qu'il publiait en France la première cholédocotomie, M. Terrier groupait dans un travail d'ensemble les opérations de cholédocotomie publiées à cette époque, au nombre de 17; cet important mémoire (*Revue de chirurgie*, nov. 1893), auquel nous avons fait de fréquents emprunts, est la première monographie publiée sur ce sujet. En 1893 et en 1894, les observations se multiplient, mais les travaux d'ensemble restent rares. Comme tels nous n'avons trouvé, à part la monographie de Terrier, que la thèse de Martig (*Zur Chirurgie der Gallenwege*, Bâle, 1893), rassemblant 27 cas de cholédocotomie, et, plus récemment, la thèse de Lepetit qui, aux 17 observations du mémoire de Terrier, et aux 2 observations publiées depuis en France (Studsgaard, Terrier) a joint une observation inédite de M. Quénu (LEPETIT, *De la cholédocotomie*, Paris, 1894).

Actuellement, la chirurgie du cholédoque est à l'ordre du jour. Tout récemment ce sujet a été abordé à la Société de chirurgie de Paris, avec les importantes communications de MM. Quénu, Michaux, Tuffier et Schwartz. Il en est de même à l'étranger.

Les observations que nous avons pu rassembler sont au nombre de 72. Dix, dont six françaises, sont encore inédites. Nous ne donnons que le résumé des 17 observations que l'on trouvera groupées dans le mémoire de M. Terrier. Pour les autres observations, dont 9 seulement ont été publiées en France, il nous paraît indispensable, en vue de l'étude, d'en rapporter la relation in extenso, ou, si celle-ci n'a pas été donnée, tous les détails que nous avons pu nous procurer. Voici ces observations groupées dans l'ordre chronologique.

| NOM DE L'OPÉRATEUR | DATE DE L'OPÉRATION | NATURE DE L'INTERVENTION | RÉSULTAT |
|---|---|---|---|
| KUMMEL............ | 6 févr. 1884. | Cholédocotomie et cholécystectomie.... | — M. |
| THORNTON........ | 9 mai 1889. | Cholédocotomie..................... | G. |
| THORNTON........ | 2 juin 1889. | Cholédocotomie et cholécystostomie.... | G. |
| HEUSSNER....... | 6 juin 1889. | Cholédocotomie; cholécystotomie idéale. | G. |
| THORNTON........ | 28 nov. 1889. | Cholédocotomie..................... | G. |
| COURVOISIER...... | 21 janv. 1890. | Cholédocotomie..................... | G. |
| JORDAN LLOYD,... | 24 janv. 1890. | Cholédocotomie et cholécystotomie (1).. | — M. |
| COURVOISIER...... | 18 févr. 1890. | Cholédocotomie; cholécystotomie idéale. | G. |
| COURVOISIER...... | 28 mars 1890. | Cholédocotomie et cholécystentérostomie; secondaires à cholécystostomie et cholédocholithotripsie. | G. |

| NOM DE L'OPÉRATEUR | DATE DE L'OPÉRATION | NATURE DE L'INTERVENTION | RÉSULTAT |
|---|---|---|---|
| KUSTER | 11 juin 1890. | Cholédocotomie | G. |
| HOCHENEGG | 20 déc. 1890. | Cholédocotomie; cysticotomie | G. |
| KEHR | 28 déc. 1890. | Cholédocotomie secondaire à cholécystostomie. | G. |
| VANDER VEER | 15 janv. 1891. | Cholédocotomie | — M. |
| REHN | 10 mars 1891. | Cholédocotomie; cholécystectomie | G. |
| ROBERT ABBE | 13 avril 1891. | Cholédocotomie; cholécystectomie | G. |
| BRAUN | .. avril 1891. | Cholédocotomie | G. |
| RUDOLF FRANK | 27 mai 1891. | Cholédocotomie | G. |
| RIEDEL | 28 mai 1891. | Cholédocotomie secondaire à cholécystostomie. | G. |
| ROUX | 16 juin 1891. | Cholédocotomie; cholécystectomie | G. |
| JABOULAY | .. juin 1891. | Cholédocotomie | — M. |
| RIEDEL | 18 juill. 1891. | Cholédocotomie; cholécystostomie | G. |
| KEHR | 28 juill. 1891. | Cholédocotomie secondaire à cholécystostomie. | G. |
| KUSTER | 30 juill. 1891. | Cholédocotomie; cholécystotomie idéale. | G. |
| BLAND SUTTON | 18 sept. 1891 | Cholédocotomie; cholécystostomie | G. |
| RIEDEL | 2 oct. 1891. | Cholédocotomie; cholécystostomie | G. |
| RIEDEL | 15 oct. 1891. | Cholédocotomie | G. |
| RIEDEL | 12 déc. 1891. | Cholédocotomie; cholécystostomie | — M. |
| KEHR | 18 avr. 1892. | Cholédocotomie secondaire à cholécystostomie. | — M. |
| TERRIER | 19 avr. 1892. | Cholédocotomie | — M. |
| LAUENSTEIN | 2 juin 1892. | Cholédocotomie; cholécystostomie | G. |
| STUDSGAARD | 3 juin 1892. | Cholédocotomie; cholécystectomie | G. |
| SOCIN | 9 juill. 1892. | Cholédocotomie | G. |
| KEHR | 12 oct. 1892. | Cholédocotomie; cholécystectomie | G. |
| DUNCAN | .. oct. 1892. | Cholédocotomie | G. |
| ARBUTHNOT LANE | 8 déc. 1892. | Cholédocotomie | — M. |
| DOYEN | ... 1892. | Cholédocotomie; cholédocorrhaphie | — M. |
| KEHR | 19 janv. 1893. | Cholédocotomie | — M. |
| MAYO ROBSON | 28 janv. 1893. | Cholédocotomie secondaire à cystico-colostomie, précédée de cholécystostomie. | — M. |
| KEHR | 4 févr. 1893. | Cholédocotomie secondaire à cholédocotomie avec cholécystectomie. | G. |
| ANDERSON | 25 févr. 1893. | Cholédocotomie; cholécystotomie idéale. | G. |
| BILLROTH | .. févr. 1893. | Cholédocotomie (ou cholédocostomie). | — M. |
| LAUENSTEIN | 16 mars 1893. | Cholédocotomie | G. |
| KEHR | 27 avr. 1893. | Cholédocotomie secondaire à cholécystostomie. | G. |
| JABOULAY | .. avr. 1893. | Cholédocotomie | — M. |
| KÖNTE | .. avr. 1893. | Cholédocotomie; cholécystostomie | G. |
| ELLIOTT | 22 mai 1893. | Cholédocotomie secondaire à cholécystostomie. | G. |
| CZERNY | 11 juill. 1893. | Cholédocotomie; cholécystotomie à fixation intra-pariétale. | — M. |

| NOM<br>DE L'OPÉRATEUR | DATE<br>DE L'OPÉRATION | NATURE<br>DE L'INTERVENTION | RÉSUL-<br>TAT |
|---|---|---|---|
| LAUENSTEIN | 30 juil. 1893. | Cholédocotomie ; cholécystostomie. | — M. |
| CZERNY | 1 août 1893. | Cholédocotomie ; cholécystotomie idéale. | G. |
| JABOULAY | 20 août 1893. | Cholédocotomie ; cholécystotomie (?)... | G. |
| KEHR | 16 sept. 1893. | Cholédocotomie secondaire à cholécystostomie. | G. |
| MURPHY | 23 sept. 1893. | Cholédocotomie. | — M. |
| LAUENSTEIN | 11 nov. 1893. | Cholédocotomie ; cholécystostomie. | — M. |
| KUMMEL | 5 déc. 1893. | Cholédocotomie secondaire à cholécystostomie. | G. |
| ARBUTHNOT LANE. | 21 déc. 1893. | Cholédocotomie — en deux temps — cholécystostomie (?). | G. |
| TERRIER | 11 janv. 1894. | Cholédocotomie secondaire à cholécystectomie. | G. |
| CZERNY | 16 janv. 1894. | Cholédocotomie ; cholécystotomie idéale. | G. |
| QUÉNU | 14 févr. 1894. | Cholédocotomie. | — M. |
| KEHR | 20 févr. 1894. | Cholédocotomie ; secondaire à cholécystostomie et cysticotomie. | G. |
| KEHR | 26 févr. 1894. | Cholédocotomie ; cholécystostomie ; cysticotomie. | G. |
| THIRIAR | 2 mars 1894. | Cholédocotomie secondaire à cholédocolithotripsie. | G. |
| CZERNY | 4 mai 1894. | Cholédocotomie ; cholécystotomie idéale. | G. |
| POZZI | 25 mai 1894. | Cholédoco-duodénotomie | G. |
| JABOULAY | 19 août 1894. | Cholédocotomie | G. |
| CZERNY | 7 sept. 1894. | Cholédocotomie ; cysticotomie ; cholécystotomie idéale. | G. |
| MICHAUX | 14 sept. 1894. | Cholédocotomie ; cholécystectomie. | — M. |
| QUÉNU | 19 nov. 1894. | Cholédocotomie — en deux temps | G. |
| MICHAUX | 23 nov. 1894. | Cholédocotomie ; cholécystectomie. | G. |
| DUPLAY | 7 févr. 1895. | Cholédocotomie. | — M. |
| ARBUTHNOT LANE. | 25 févr. 1895. | Cholédocotomie. | — M. |
| TERRIER | 19 mars 1895. | Cholédocotomie. | G. |
| SCHWARTZ | 8 mai 1895. | Cholédocotomie ; cholécystectomie. | — M. |

N. B. — Dans la dernière session de l' « American Medical Association » (forty-sixth annual meeting, Baltimore, MD., May 7-10 1895. Section on surgery), Christian Fenger et Marcy, ont rapporté chacun 8 cas de cholédocotomie. Le trop peu de temps écoulé depuis cette communication nous a empêché d'avoir une relation suffisante de ces observations.

# PREMIÈRE PARTIE

## Étude des observations.

Ainsi qu'on peut le voir en parcourant le tableau précédent, les opérations de cholédocotomie peuvent se ranger en trois groupes.

Tantôt, au cours de l'intervention, la vésicule biliaire, totalement rétractée et méconnaissable au milieu des adhérences qui l'enserrent à la face inférieure du foie, ou trouvée petite, et reconnue par la palpation vide de calculs, n'est aucunement intéressée par l'opération, qui se borne à agir sur le cholédoque. Nous avons réuni ce premier genre d'opérations sous le titre de cholédocotomies simples.

Tantôt, avant ou après les manœuvres sur le cholédoque, on ouvre la vésicule, pour en évacuer les calculs ou en vérifier le contenu. Et cette ouverture de la vésicule est suivie soit de son ablation, soit de sa fermeture définitive, soit de son abouchement à la peau : cholécystectomie, cholécystotomie, ou cholécystostomie, associées à la cholédocotomie.

Dans un troisième ordre de faits, la cholédocotomie est pratiquée secondairement à une opération antérieure, qui a laissé persister l'obstruction calculeuse du cholédoque : on agit alors, à prendre les cas les plus fréquents, contre une fistule biliaire complète, persistant après une intervention limitée à la vésicule.

Par l'étude des observations, il nous a paru nécessaire d'examiner séparément ces trois groupes de cholédocotomies, différant entre eux par les conditions dans lesquelles on intervient, et par la nature de l'intervention, différence qui se retrouve dans les résultats obtenus. La distinction s'impose, notamment, entre les cholédocotomies primitives et les cholédocotomies secondaires à une fistule biliaire complète. La persistance de cette fistule a fait cesser la rétention biliaire, les accidents d'angiocholite, permis l'amélioration de l'état général ; maintenue après l'ablation des calculs du cholédoque, elle se tarit au fur et à mesure du rétablissement complet de la perméabilité du canal, continuant à assurer provisoirement, s'il en est besoin, le libre écoulement de la bile au dehors. Faite dans ces conditions, la cholédocotomie n'est pas assimilable à la même opération pratiquée chez un ictérique affaibli, à rétention biliaire ancienne, à poussées fébriles et à voies biliaires infectées : les faits le démontrent clairement. De même, la cholédocotomie primitive se place dans des conditions un peu spéciales, dans les cas où la rétraction incomplète de la vésicule et la perméabilité du cystique permettent de lui associer une cholécystostomie.

Accessoirement à ces trois grands groupes où la cholédocotomie, — découverte du cholédoque et du calcul, incision du canal et extraction du calcul, — a été pratiquée en une seule opération, nous avons réuni, comme devant être considérés à part, deux cas de cholédocotomie en deux temps.

Nous étudierons donc les **72** observations recueillies dans l'ordre suivant :

I. — Cholédocotomies simples (obs. 1-25).

II. — Cholédocotomies associées a d'autres interventions

<table>
<tr><td rowspan="3">§ 1. Sur la vésicule, ou à la fois sur la vésicule et le cystique</td><td>cholécystectomie (obs. 26-34).</td></tr>
<tr><td>cholécystotomie (obs. 35-45).</td></tr>
<tr><td>cholécystostomie (obs. 46-55).</td></tr>
</table>

§ 2. Sur le cystique seul | cysticotomie (obs. 56).

III. — Cholédocotomies secondaires a des opérations antérieures

<table>
<tr><td rowspan="4">§ 1. Sur la vésicule ou le cystique</td><td>cholécystostomie (obs. 57-64).</td></tr>
<tr><td>cholécystotomie (obs. 65).</td></tr>
<tr><td>cholécystectomie (obs. 66).</td></tr>
<tr><td>cystico-entérostomie (obs. 67).</td></tr>
</table>

§ 2. Sur le cholédoque | cholédocholithotripsie (obs. 68).

<table>
<tr><td rowspan="2">§ 3. A la fois sur la vésicule et sur le cholédoque</td><td>cholécystostomie et cholédocholithotripsie (obs. 69).</td></tr>
<tr><td>cholécystectomie et cholédocotomie incomplète (obs. 70).</td></tr>
</table>

IV. — Cholédocotomies en deux temps (obs. 71 et 72).

OBS. I. — THORNTON. — *Ictère chronique : calculs du cholédoque. Cholédocotomie. Guérison. Lancet*, 1891, p. 463 et s. Traduction in extenso in : TERRIER, *Revue de chirurgie*, novembre 1892, p. 899 (résumée). — Femme, 36 ans. Coliques hépatiques et ictère d'ancienne date. Amaigrissement.

*État actuel.* — Ictère chronique très prononcé. Fièvre.

*Opération*, 9 mai 1889. — Vésicule biliaire si rétrécie qu'il est difficile de la reconnaître. Dans le cholédoque, deux calculs enclavés l'un au-dessus de l'autre. Nombreuses adhérences englobant tous les organes. Incision du cholédoque ; extraction des calculs ; suture de l'incision. Un drain en caoutchouc sur la suture du cholédoque, un tube de verre dans la cavité de Douglas par une contre-ouverture sus-pubienne. Écoulement biliaire par le drain plusieurs jours après l'opération. *Guérison* rapide.

Revue en février 1891. Guérison se maintient parfaite.

OBS. 2. — THORNTON. *Ictère chronique : calcul du cholédoque. Cholédocotomie. Guérison.* — THORNTON, *loc. cit.*, p. 764 ; traduit in extenso in TERRIER, *loc. cit.*, p. 905 (résumée). — Femme, 43 ans. Il y a neuf mois, premières coliques hépatiques avec ictère. Amaigrissement.

*État actuel.* — Ictère très prononcé ; foie augmenté de volume ; gonflement mal défini dans la région de la vésicule.

*Opération*, 28 novembre 1889. — Foie très volumineux, recouvrant entièrement la vésicule et les canaux biliaires. Adhérences nombreuses. Vésicule impossible à délimiter ; canal cystique atrophié. Dans le cholédoque, un gros calcul enclavé. Le volume du foie gêne beaucoup : on est obligé d'opérer dans la profondeur et de guider le bistouri sur l'index gauche. Incision du cholédoque : abondante hémorrhagie, provenant d'une veine située dans les adhérences de l'épiploon. Extraction difficile du calcul adhérent. Six points de soie fine sur l'incision du cholédoque ; par-dessus, suture continue de lambeaux épiploïques. Drain sous-hépatique en verre.

*Guérison.* — Choc après l'opération. Premières urines très albumineuses ; cinquième jour, urines moins foncées. Ablation du drain le sixième jour. Selles colorées le huitième jour. Plaie cicatrisée au quinzième jour.

Neuf semaines après l'opération, bonne santé : l'ictère n'a pas encore totalement disparu.

OBS. 3. — COURVOISIER. *Ictère chronique : calcul du cholédoque. Cholédoco-*

*tomie. Guérison. Casuist. Statist. Beiträge z. Path. u. Chirurgie der Gallenwege,*
p. 280-281, Leipzig, 1890 ; traduit in extenso in Terrier, *loc. cit.*, p. 907
(résumée). — Femme, 46 ans. Après tentative infructueuse de cholédocholithotripsie, quitte l'hôpital en septembre 1889, sans aucune amélioration. Coliques
hépatiques violentes. Frisson, fièvre. Ictère constant. État général très mauvais.

*État actuel.* — Ictère chronique, fièvre.

*Opération,* 21 janvier 1890. — Nombreuses adhérences. Dans le cholédoque,
trouvé avec peine, un calcul du volume d'une muscade, situé à une grande profondeur sous le foie, entre le foie et le duodénum. Incision de un centimètre et
demi sur le cholédoque ; extraction, au moyen d'un levier, du calcul quelque
peu adhérent à la paroi. Cathétérisme du cholédoque. Ligature d'une petite
branche de l'artère hépatique. Trois points de soie sur l'incision du cholédoque.
Drain sur la suture du cholédoque.

*Guérison.* — Selles fortement colorées au septième jour. Disparition rapide
de l'ictère. Cicatrisation complète le vingtième jour. La plaie n'a jamais donné
issue à la moindre quantité de bile.

Obs. 4. — Küsten. *Ictère chronique : calculs du cholédoque. Cholédocotomie.
Guérison. Verhandlungen der Deutschen Gesellschaft für chirurgie,* 20ᵉ Congrès,
avril 1891, p. 400-405; traduction in extenso in Terrier, *loc. citato,* p. 909
(résumée). — Femme, 49 ans. Coliques hépatiques depuis deux ans : crises
de plus en plus fréquentes, revenant maintenant tous les huit jours avec fièvre
et ictère qui s'atténue, sans disparaître, entre les accès. Amaigrissement :
70-44 kilogr.

*État actuel.* — Ictère chronique. Foie augmenté de volume. Sensation douteuse de la vésicule biliaire.

*Opération,* 11 juin 1890. — Incision transversale sous-jacente et parallèle au
rebord costal. Adhérences du côlon au foie et à la vésicule. La vésicule n'es
pas dilatée et ne contient pas de calculs. Dans le cholédoque dilaté, deux calculs.
Incision de 2 centim. sur le cholédoque, lèvres écartées par une anse de fil.
Extraction de deux calculs très gros et de plusieurs autres, des dimensions d'une
lentille. Suture de l'incision : premier plan au catgut ; deuxième plan : suture
continue à la soie fine. Tamponnement à la gaze iodoformée.

*Guérison.* — Par la plaie, écoulement sanguinolent mélangé de bile. Augmentation de l'ictère, décoloration des selles. Au cinquième jour, le tamponnement
se détache; de la fistule s'écoule du sang. Au onzième jour, abondante hémorrhagie par la fistule. Tamponnement infructueux. Ouverture de la fistule et
thermo-cautérisation de bourgeons charnus saignants. Disparition de l'ictère ;
coloration des selles. Plaie guérie le 30 juin.

En novembre 1890, des accès de douleurs sont revenus. Souffre encore de
temps en temps jusqu'en août 1891. Cure à Karlsbad : élimination de deux
calculs; douleurs disparaissent. Guérison complète.

Obs. 5. — Vander Veer (d'Albany). — *Ictère chronique : calcul du cholé-*

doque. *Cholédocotomie. Mort au neuvième jour.* In *New-York medical Record,* 28 novembre 1891, cas II, p. 646 (traduction in extenso). — M. J. W..., âgé de 51 ans, anglais, marié, exerçant la profession de plombier. Antécédents très bons; aucune sérieuse maladie antérieure. Il y a deux ans, il fut pris de violentes douleurs dans le côté droit, sous le rebord costal, douleurs qui s'irradiaient dans la région épigastrique. De temps en temps, poussées d'ictère. Ces douleurs devinrent parfois très violentes; il fut traité par plusieurs médecins, et divers diagnostics furent portés.

Je vis ce malade pour la première fois au commencement de décembre 1890. Il était très émacié; peu d'appétit; constipation habituelle. Les selles, depuis un an, étaient constamment décolorées. Urines peu abondantes, dans lesquelles l'examen décèle la présence de la bile, mais pas de sucre. Le malade se plaint de douleurs dans tout le corps; il présente quelques taches ecchymotiques. Il ne peut dormir, il est très abattu. L'examen direct ne peut démontrer la présence d'aucune tumeur. Le foie est petit. Malgré la faiblesse du malade, je lui conseille de se soumettre à une laparotomie exploratrice.

*Diagnostic :* calcul du cholédoque. Le 12 janvier 1891, le malade entre à Albany-Hospital. Il présente un ictère très prononcé; il est très anémié. On lui fait subir le traitement préparatoire d'usage.

*Opération,* le 15 janvier 1891, à 11 heures du matin. — Incision habituelle de la cholécystotomie. La vésicule biliaire est absolument rétractée, entourée d'adhérences qui la maintiennent cachée sous le bord inférieur du foie. Dans le cholédoque, que j'eus quelques difficultés à trouver, siégeait un calcul long et volumineux : il mesurait près de deux pouces (cinq centim.) de longueur, et un pouce environ de circonférence. Il me fut impossible de le déloger, ou de le repousser dans le duodénum; et la force qui eût été nécessaire pour le briser de l'extérieur eût probablement amené la destruction des parois du canal. Je ne pouvais me servir d'une aiguille pour le briser; je fus donc obligé d'inciser le cholédoque dans toute sa longueur, sur le calcul : je pus ainsi extraire celui-ci. Auparavant j'avais placé provisoirement une éponge dans la plaie : lorsque le canal fut ouvert, il s'en écoula une cuillerée à thé, ou davantage, d'un liquide filant, teint de bile, qui fut recueilli par l'éponge. Le canal une fois vidé, je passais une sonde jusque dans le duodénum. J'essayais alors de suturer l'incision du canal cholédoque : mais, à cause de la profondeur de la plaie, de la friabilité des tissus du fait des adhérences, ce temps de l'opération fut extrêmement difficile. Les sutures furent pratiquées de la façon suivante : en premier lieu, une suture continue, en surjet, comprenant la tunique séreuse du canal, et une partie de la tunique muqueuse sans la traverser complètement; en second lieu, une série de points de Lembert, adossant exactement la tunique séreuse.

L'opération fut longue; j'étais quelque peu incertain de la valeur de la suture. Introduction jusqu'au fond de la plaie d'un drain en verre, entouré de mèches de gaze iodoformée. Fermeture partielle de la plaie abdominale. Peu de choc opératoire. Le soir, il était évident qu'un peu de bile s'échappait par la suture du cholédoque, ainsi qu'en témoignait l'imbibition du tamponnement de gaze iodoformée, qui fut changé.

J. 2

Le 16 au matin, nouveau changement de la gaze iodoformée; depuis lors, elle ne fut plus renouvelée qu'une seule fois. Le pansement restait sec et la plaie en excellentes conditions.

L'état général était bon : l'opéré avait de l'appétit et demandait à manger. On lui donna du lait tant qu'il en voulut; l'estomac fonctionnait bien. Évacuations intestinales à l'aide de lavements, deux ou trois fois par jour : les selles, d'abord solides, deviennent presque liquides, très jaunes, et de mauvais aspect. Urine plus claire, mais toujours en petite quantité. Flatulence très pénible, malgré l'absence totale de ballonnement du ventre. La pression ne déterminait de douleur en aucun point de l'abdomen. Le malade dormait presque continuellement. Quoiqu'il s'alimentât bien par l'estomac, à cause de la grande faiblesse on essaya de le nourrir deux fois par jour par le rectum : cet essai, du reste, n'eut pas grand succès. La flatulence diminua par l'ingestion de petites doses d'acide phénique. Il n'y eut jamais de vomissements. Tout semblait aller bien.

Le 19 janvier, je vis le malade à 9 heures du soir. Son pouls était bon. Après minuit, il présenta des symptômes d'adynamie cardiaque; administration de stimulants, de digitale, etc. Il mourut presque subitement à six heures du matin, le 20 janvier.

*L'autopsie* ne fut pas faite, à mon grand regret.


Obs. VI. — Braun. *Ictère chronique: calcul du cholédoque. Cholédocotomie. Guérison. Verhandlungen d. deut. Gesellsch. f. chirurgie*, 20° Congrès, avril 1891, I, p. 143, traduction in extenso in : Terrier, *loc. cit.*, p. 913 (résumée). — Femme, 40 ans. Depuis huit mois environ, violentes coliques hépatiques et ictère persistant.

*État actuel.* — Ictère chronique. On ne perçoit pas de dilatatation de la vésicule.

*Opération*, avril 1891. — Incision courbe parallèle au rebord costal. Dans le cholédoque un gros calcul près du duodénum. Le cholédoque est légèrement attiré, fixé par un aide et incisé sur le calcul. Extraction du calcul, de 1 centim. de diamètre. Cathétérisme du colédoque. Quatre points de suture sur l'incision du cholédoque. Drainage à la gaze iodoformée.

*Guérison.* — La première selle est colorée.


Obs. 7. — Rudolf Frank. *Ictère chronique : calcul du cholédoque. Cholédocotomie. Guérison. Wiener klin. Wochenschrift*, 1891, p. 960-962, et tirage à part, 1891, p. 1-6, traduction in extenso in : Terrier, *loc. cit.*, p. 915 (résumée). — Femme, 42 ans. Il y a deux mois, coliques hépatiques violentes avec ictère, et expulsion de 7 calculs dans les selles. Répétition très fréquente des crises, suivies d'ictère passager.

*État actuel.* — Ictère. Foie non augmenté de volume. Vésicule non perceptible.

*Opération*, 27 mai 1891. — Incision le long de l'arc costal droit; seconde incision allant du milieu de la première vers l'ombilic. Adhérences du côlon et de l'estomac au foie. Vésicule ratatinée sous forme d'une nodosité de la grosseur d'une noisette. Dans le cholédoque dilaté, du volume du pouce, un gros calcul, près de son embouchure au duodénum. A l'aide de pinces, on dégage le cholédoque : assez forte hémorrhagie. Échec des tentatives de refoulement ou de thripsie. Incision de 2 centim. sur le cholédoque, directement sur le calcul. Extraction du calcul au moyen d'une pince. Suture à deux étages de l'incision du cholédoque. Drainage à la gaze iodoformée.

*Guérison.* — Pas d'écoulement de bile par la plaie. Cicatrisation complète au quinzième jour.

Revue cinq mois après. La guérison se maintient complète.

OBS. 8 et 18. — JABOULAY. — *Ictère chronique : calculs du cholédoque. Angiocholite et péri-angiocholite suppurées : foyers de suppuration extra et intra-hépatiques. Intervention d'urgence, in extremis. Cholédocotomie. Mort. (Inédites.)*

OBS. 8. — Homme de 31 ans, amené un matin, en juin 1891, d'un service de clinique médicale, par le Dr Charnueil, pour être opéré d'urgence. Depuis quelque temps, l'ictère s'aggravait ; foie très gros et douloureux ; fièvre continue de 40°,5 à 41°.

*Opération.* — Incision médiane. Vésicule vide, ratatinée, adhérente. Le doigt, dirigé sur le pédicule du foie, sent un calcul gros comme une gobille. Incision sur le calcul : il est adhérent, et ne peut être ramené que morcelé à l'aide d'une curette qui le prend d'arrière en avant.

En soulevant la face inférieure du foie avant cette extraction, on a vu deux masses blanches, petites, l'une près de la vésicule, l'autre près du sillon du ligament suspenseur : ce sont des abcès qui simulent des tumeurs secondaires de généralisation. Tamponnement sous la face inférieure du foie, à l'aide de grandes lanières de gaze iodoformée. Sutures pour diminuer l'étendue de l'incision faite à la paroi. Mort le surlendemain dans la nuit. La température, de 41°, était tombée à 39°, puis à 38°. Le coma n'avait pas cessé.

*Autopsie.* — Fausses membranes sur le lobe droit du foie. Sérosité dans le péritoine. Foie noir pesant 2 k. 600 gr. Ce qui reste de la vésicule biliaire adhère au côlon transverse : elle est grosse comme une noix. Le cholédoque succède directement à ce moignon ; il n'y a plus de canal cystique. Le cholédoque est très large, et dans son tiers supérieur se trouve un débris du calcul qui a été extrait pendant l'opération. Les voies biliaires intra-hépatiques, le canal hépatique et ses branches de bifurcation sont très dilatés. Le foie est dur, jaune foncé, et semé d'abcès qui sont, les uns petits, les autres, au nombre de 2 ou 3, de la grosseur d'un œuf.

OBS. 18. — Homme de 80 ans, présentant la même forme, et opéré in extremis, en avril 1893. Angiocholite suppurée miliaire. Le lobe gauche était surtout développé. Il y avait trois calculs superposés.

OBS. 9. — RIEDEL (d'Iéna). — *Lithiase biliaire. Calcul dans le cholédoque.*

*Atrophie de la vésicule. Cholédocotomie; sutures du cholédoque. Aucun drainage.*
*Guérison.* RIEDEL. *Erfahrungen über die Gallensteinkrankheit mit und ohne*
*cterus*, Berlin, 1892, p. 103 (traduction in extenso). — Femme du Dr W..., 50 ans,
entrée le 12 octobre 1891. Père mort de lithiase biliaire après une longue
« maladie d'estomac ». En 1866, première attaque de coliques hépatiques,
sans ictère ; les douleurs persistent pendant trois mois et affaiblissent beaucoup la malade ; son mari, médecin, ne constate pas d'ictère. Puis, longue
accalmie, jusqu'en mai 1891 : à cette époque, survient à l'improviste une violente attaque de coliques hépatiques, suivie d'ictère dès le lendemain. Depuis ce
moment, la maladie n'a jamais rétrogradé ; les crises douloureuses se sont
répétées soixante-douze fois, malgré l'élimination par les selles de nombreux
calculs de très petit calibre.

Ces accès douloureux étaient souvent d'une violence extrême, au point de
faire perdre connaissance à la malade. Pendant ces trois dernières semaines,
elle cessa d'expulser des calculs ; les selles, jusque-là décolorées, recommen-
cèrent à se colorer ; mais les accès douloureux ne cessèrent pas, tout en étant
plus facilement tolérés, grâce à l'emploi de la morphine. Le poids était descendu
de 162 à 130 livres ; cependant la malade rejetait toute opération, jusqu'à ce
qu'il devint de plus en plus clair que les calculs ne s'éliminaient plus spontanément.

Le 12 octobre au matin, se produit une nouvelle attaque, avec vives douleurs
abdominales, mais sans les vomissements qui habituellement accompagnaient
les accès. Elle ne dure que quelques heures, et disparaît sans emploi de la
morphine ; le pouls est fréquent et petit, la malade paraît très abattue ; après
cette attaque elle se relève cependant assez rapidement, et ne veut plus entendre
parler d'opération. Le lendemain, léger ictère. L'examen donne des résultats à
peu près négatifs : confusément on croit sentir le bord inférieur du foie à trois
travers de doigt environ au-dessous du rebord costal, mais la résistance ainsi
perçue est molle et bosselée, comme s'il s'agissait de pelotons graisseux. La
vésicule biliaire n'est pas perceptible. La pression sur l'épigastre est peu douloureuse après l'attaque. Selles peu colorées. Urine teintée par le pigment
biliaire, mais sans albumine. L'examen des concrétions précédemment expul-
sées montre qu'il s'agit de petites masses boueuses épaissies, de couleur
argileuse. On pense qu'un ou plusieurs calculs sont enclavés dans le canal
cholédoque, qu'ils obturent par moments la papille duodénale et reculent ensuite
en arrière.

*Opération,* le 15 octobre 1891. — Incision à droite de la ligne médiane, depuis
le rebord costal jusqu'au niveau de l'ombilic ; le péritoine ouvert, on rencontre
immédiatement l'épiploon, partout adhérent au foie et au péritoine pariétal ; le
foie adhère aussi à la paroi abdominale antérieure.

Après libération de l'épiploon, on s'aperçoit d'abord que le lobe droit du foie descend beaucoup plus bas qu'on ne l'avait cru ; on ne peut pas déterminer s'il s'agit
d'une hypertrophie de la masse totale du foie, ou seulement d'abaissement du
bord antérieur par des adhérences. Sur ce bord antérieur on libère bientôt

l'échancrure vésiculaire, entourée de tissu hépatique atrophié, et au-dessous on trouve un organe du volume d'une noix, de forme hémisphérique, qui par sa situation doit être la vésicule. Elle adhère à l'estomac, et, plus bas, avec le côlon transverse ; on l'en sépare assez facilement : on voit alors clairement qu'il s'agit là, en effet, de la vésicule, grosse à peine comme une noix ; elle ne contient pas de calculs, et semble vide. Le canal cystique est réduit à un cordon tortueux, d'environ 1 centim. de long ; du canal cystique part un cordon mou qui se dirige vers le duodénum, et qui par sa situation est le canal cholédoque. Après de longues recherches, on trouve dans ce canal, plus large que le pouce, un calcul de moyen volume. La vésicule biliaire elle-même étant oblitérée, la ponction qu'on y fait avec un trocart de calibre moyen n'en ramène pas de bile. La même ponction, faite ensuite dans le cholédoque, en extrait par aspiration 30 gr. environ de bile normale. On incise le cholédoque, on enlève le calcul : cette ablation est suivie d'un abondant écoulement de bile, dans l'espace, soigneusement protégé par de la gaze, qui sépare le foie de l'estomac. La ponction du cholédoque a été relativement peu utile, et nous a fait perdre dix minutes. Le cholédoque est si dilaté qu'on peut facilement introduire le doigt jusqu'à l'ampoule de Vater ; de même on peut l'introduire dans le canal hépatique dilaté, dont on sent distinctement, dans la profondeur, la bifurcation en deux canaux beaucoup plus étroits. Ne trouvant pas d'autres calculs, on suture à la soie l'incision du cholédoque ; et l'on ferme complètement la plaie abdominale, puisqu'il est impossible de faire le drainage par la vésicule atrophiée. L'ampoule de Vater étant absolument perméable, cette conduite paraissait, dans ce cas, encore moins hasardée que dans le cas 35 (obs. 58). Immédiatement après l'opération, pouls 120, petit et dépressible.

Le calcul enlevé a 1 centimètre et demi environ d'épaisseur ; il est rond, mamelonné, sans facettes.

Le jour de l'opération, l'état de la malade est bon. Elle dort jusqu'à 5 heures : le soir, le pouls est bon, à 104. Pendant la nuit, vomissements violents, qui, vers 4 heures du matin, amènent un état syncopal. On lui donne du champagne. Les vomissements persistent encore pendant la matinée du 16 octobre ; mais le pouls est bon, plein, à 104 ; et la température à 37°,6. Pansement : abdomen souple, indolore, non ballonné. Le sondage de l'estomac ne ramène qu'une faible quantité d'un liquide clair, contenant quelques grumeaux verdâtres, comme la malade en avait déjà rendu dans ses vomissements. Ceux-ci cèdent par l'administration de la morphine. L'urine, rendue spontanément, est presque noire.

Dans la suite, l'état de la malade est assez bon ; elle commence bientôt à prendre quelque nourriture. La plaie abdominale est guérie au dixième jour. A la fin du mois, la température s'élève le soir, pendant trois jours, à 39° : la malade se plaint de souffrir de l'estomac ; cependant elle n'a fait aucune irrégularité d'alimentation. Elle ressent dans l'abdomen quelques douleurs, qui lui rappellent de loin ses anciennes coliques, et a de la diarrhée pendant plusieurs jours. Après cette débâcle, elle se trouve très améliorée. En effet, l'ictère, peu modifié jusque-là, diminue rapidement ; et la malade se rétablit si vite, que, dès le 14 novembre, elle quitte la clinique, portant une ceinture abdominale. Son poids a certainement diminué de 2 livres ; mais, vu sa tendance à l'obésité, il ne tardera pas à s'accroître.

Janvier 1892. Son poids a augmenté de 12 livres.

OBS. 10. — TERRIER. — *Ictère chronique. Calcul du cholédoque. Cholédocotomie. Mort. Cirrhose biliaire.* TERRIER. *Loc. cit.*, p. 922 (résumée). — Homme, 32 ans. Il y a huit ans, première crise de coliques hépatiques, sans ictère. Il y a six ans, cinq à six crises légères, sans ictère. Il y a quatre ans, trois crises, et il y a deux ans, cinq à six crises. En juillet 1891, accès violent, qui dure six jours, avec fièvre, sans ictère.

En août 1891, l'ictère apparaît, sans douleurs ; il persiste sans modification depuis huit mois. Douleurs continues dans l'hypochondre droit. Amaigrissement.

*État actuel.* — Ictère chronique. Foie augmenté de volume. Au niveau probable de la vésicule, on perçoit une tuméfaction assez vague.

*Opération*, le 19 avril 1892. — Incision verticale latérale. Foie lobé : c'est un de ces lobes qui simulait une dilatation de la vésicule. Adhérences du côlon transverse au foie. Vésicule introuvable. Vers le hile du foie, quelques ganglions lymphatiques, et un cordon dur descendant vers la tête du pancréas, qu'on découvre assez facilement. Dans l'épaisseur de la tête du pancréas, on sent très nettement un calcul, situé dans la partie terminale du canal, au-dessus de l'ampoule de Vater. Essais infructueux de thripsie et de refoulement vers le duodénum. Les doigts de la main gauche étant placés un peu en arrière et au-dessous de la tête du pancréas, incision directe sur le calcul. Ouverture du cholédoque ; ablation d'un calcul rugueux, ovoïde, à grosse extrémité supérieure, long de un centimètre et demi, et large de 1 centim. : cathétérisme du cholédoque dans les deux directions avec une bougie n° 6 Charrière. Quatre points de suture séparés, à la soie fine, sur l'incision du cholédoque, en comprenant une partie du tissu du pancréas, qui saigne assez fortement. Gros drain sous-hépatique.

*Suites.* — Le 19, à 5 heures soir. Temp. : 37°,5. Pouls : 95. Le 20, au matin, Temp. : 37°,2. Pouls : 120. Par le drain, écoulement séreux un peu coloré en jaune. Soir : Temp. : 38°,8 ; pouls : 180.

Mort le 21 avril, à 1 heure matin. *Autopsie* : pas de traces de péritonite. Pas d'épanchement de sérosité ou de bile. Au niveau du pancréas, la partie terminale du cholédoque, incisée, est bien réunie par les sutures. Vésicule presque totalement disparue au milieu du tissu rétractile : volume d'une noisette.

*Examen histologique du foie.* — Atrophie des cellules hépatiques, sclérose du tissu conjonctif intercellulaire, ayant débuté par les voies biliaires, elles-mêmes sclérosées.

OBS. 11. — SOCIN (de Bâle). — *Ictère chronique : calcul du cholédoque. Cholédocotomie. Guérison. Origin. Krankheitgeschichte Spital Basel,* 1892, et MARTIN, thèse, Bâle, 1893. — Femme, 35 ans. La maladie a débuté, vers la fin de février **1892**, par des douleurs au creux épigastrique, s'irradiant dans l'hypochondre droit; deux jours après, ictère généralisé. Amaigrissement; appétit assez bien conservé. Foie légèrement augmenté de volume. A droite de l'ombilic on sent une rénitence dure, de forme hémisphérique, mobile avec le bord du foie. Urines colorées par la bile. Ictère très accusé. Prurit.

*Diagnostic.* — Cholélithiase, avec symptômes d'ictère grave.

*Opération*, le 9 juillet 1892. — Incision transversale partant de l'ombilic, et se prolongeant à **12** centim. environ vers la droite. Le cholédoque contient un calcul du volume d'une petite prune. Incision longitudinale du cholédoque, longue de 2 centimètres et demi; les lèvres de la plaie sont maintenues chacune par une anse de fil; le calcul, volumineux, est enlevé par fragments. Vésicule biliaire toute petite. Suture à deux étages de l'incision du cholédoque. Fermeture du ventre.

Le lendemain soir de l'opération, la malade est dans le collapsus. M. Socin rouvre l'abdomen et enlève une grande quantité de caillots sans trouver la source de l'hémorrhagie. Lavage de la cavité péritonéale avec la solution physiologique de chlorure de sodium. Tamponnement à la gaze iodoformée.

L'ictère diminue peu à peu; les selles se colorent. Température normale. Sortie le **8** septembre. Guérison complète.

La malade, revue depuis, ne ressent plus aucun trouble du côté du foie (12 mai 1895).

Ons. 12. — DUNCAN (d'Édimbourg). — *Calcul du cholédoque. Cholédocotomie sans sutures. Drainage du cholédoque et de la plaie. Fermeture spontanée de la fistule et de la plaie au bout de trois semaines. Guérison. Edinburg Medical Journal*, 1893, vol. 38, pt 2, p. 1081 (traduction in extenso). — M^me O..., 53 ans, entrée le **18** octobre 1892. Le D^r Young, son médecin traitant, m'a transmis l'observation suivante : « Depuis douze ans, M^me O... est sujette à des crises de douleurs dans la région hépatique, accompagnées de vomissements, et durant quatre ou cinq jours. Je la traite depuis les quatre dernières années : pendant cette période, ces crises douloureuses se sont reproduites toutes les trois ou quatre semaines. Il y a trois ans, après une attaque plus violente que les précédentes, j'ai senti la vésicule biliaire augmentée de volume : à cette époque, elle a rendu dans les selles neuf ou dix calculs biliaires, du volume d'un petit pois, et portant des facettes. La crise actuelle date de neuf semaines : l'ictère a apparu quelques jours après le début de la crise. Par intervalles, les douleurs se calment, en même temps que la bile réapparaît dans les selles et que l'ictère diminue. Pendant cette dernière attaque, je n'ai pas constaté d'augmentation de volume de la vésicule biliaire. »

Après son entrée à l'infirmerie, les crises douloureuses augmentent de fréquence et d'intensité; l'élévation de température qui les accompagne se prolonge de plus en plus dans les périodes d'accalmie. Les attaques de douleurs s'accompagnent d'une telle hyperesthésie, que la malade ne peut alors même pas supporter le poids des couvertures. Nausées. Ictère persistant. Pas de tumeur perceptible.

L'ensemble de ces symptômes me fait conclure à un calcul enclavé dans le cholédoque, avec atrophie de la vésicule et nombreuses adhérences anciennes, entourant la vésicule et les voies biliaires, en les fusionnant aux organes voisins. Il n'existait, à la surface du foie, pas la moindre de ces bosselures qui caractérisent le cancer; en outre, l'expulsion antérieure de calculs tranchait la question, au cas où l'on aurait hésité en face de symptômes communs aux deux affections.

Le diagnostic de calcul du cholédoque étant posé, il ne restait que la question de méthode opératoire.

*Opération.* — La vésicule biliaire est à peine reconnaissable; sentant qu'elle ne contient pas de calculs, je ne cherche même pas à l'inciser pour l'explorer complètement. Il y a un calcul dans le cholédoque. L'angle hépatique du côlon adhère fortement à la face antérieure du cholédoque, surtout au niveau où l'on peut sentir le calcul enclavé. Ces adhérences du côlon sont soigneusement disséquées sur une étendue suffisante. La partie du cholédoque où se trouve le calcul est saisie entre les deux index, et suffisamment maintenue et isolée ainsi pour permettre à mon aide d'y faire une petite incision : je réussis à extraire un calcul, pesant 7 gr. Un tube à drainage, en verre, est placé dans le cholédoque : un second tube est introduit dans le péritoine, à côté du premier. Suture de la plaie abdominale qui livre passage aux drains.

La partie de la plaie abdominale qui a été suturée se cicatrise par première intention. Ablation des drains le quatrième jour. La fistule biliaire s'est fermée au bout de trois semaines. Le seul ennui fut causé par une brûlure des fesses, produite par le contact d'une bouteille d'eau chaude pendant l'anesthésie; après l'élimination des eschares, on pratiqua des greffes, et ces brûlures furent ainsi rapidement guéries. L'ictère ne disparut que lentement; mais dès le troisième jour les selles étaient colorées. A part le retard causé par les brûlures, la guérison a été parfaite.

OBS. 13. — DOYEN. — *Ictère chronique. Calcul enclavé et adhérent dans la partie initiale du cholédoque. Cholédocotomie : la poche du cholédoque, adhérente au calcul, est réduite en lambeaux par l'extraction de celui-ci. Cholédocorrhaphie : réunion à plein calibre du cholédoque et du canal hépatique. Mort.* — DOYEN. *Archives provinciales de Chirurgie,* 1ᵉʳ août 1892, p. 169. — Une malade de 49 ans, nous fut adressée il y a quelques mois (1892) par notre ami le Dʳ Forest, pour un ictère chronique d'origine calculeuse. Les selles étaient décolorées depuis plusieurs mois, et l'ictère autrefois passager était devenu permanent, avec teinte vert olive de toute la surface du corps.

La malade était faible et d'une maigreur extrême. Les démangeaisons se montraient incessantes. A l'exploration, on percevait à grand'peine, très profondément, une petite tumeur dure, du volume d'un marron, au-dessous du cartilage de la neuvième côte. La vésicule n'était pas perceptible. Le foie, d'un volume normal, était même au-dessous de la moyenne, particularité qui ne laissait pas que de nous inquiéter, en raison de l'impossibilité où nous étions d'être fixé sur le degré de cirrhose biliaire probable. Apyrexie complète.

En présence de l'ancienneté des accidents et de la persistance de l'ictère, on était porté à faire le diagnostic de rétention biliaire complète par suite de l'obstruction du cholédoque. La vésicule était vraisemblablement disparue, après s'être progressivement rétractée sur un gros calcul arrêté à la bifurcation des trois canaux.

La recherche de cette petite tumeur nous était singulièrement justifiée par l'examen antérieur que nous avions fait, un an auparavant, d'un cas identique chez une femme d'une cinquantaine d'années atteinte d'un ictère intense depuis fort longtemps. Cette personne présentait cette même petite tumeur profonde, sans qu'il fût possible de trouver aucune trace de la vésicule ; elle avait refusé toute intervention et elle mourut du progrès de la cirrhose par rétention dont elle était atteinte.

*Opération.* — Nous décidâmes, le Dr Forest et moi, de pratiquer la cholédocotomie. En raison de la profondeur de la tumeur, je jugeai prudent d'inciser le long du bord externe du muscle droit. L'exploration digitale me permit alors de reconnaître le calcul à la face inférieure du foie. Aucune trace de vésicule.

Le calcul, du volume d'un marron d'Inde, était unique, de forme ovalaire. Il fallut prolonger l'incision en T le long du rebord costal, pour attirer le calcul au dehors sans trop de peine, et garnir la région de compresses stérilisées. Les parois de la poche furent incisées au bistouri. Ces parois étaient tellement amincies qu'on peut encore constater sur le calcul les traces que l'instrument tranchant y a faites, de telle sorte qu'il nous est facile, grâce à ce point de repère, de le placer sur le schéma ci-joint dans sa position réelle, les deux petites saillies de gauche correspondant à l'orifice des canaux hépatique et cystique, — ce dernier complètement disparu, de même que la vésicule, — et la saillie de droite représentant l'orifice du cholédoque.

L'adhérence de la poche à sa surface était tellement intime que cette dernière se trouva réduite en lambeaux quand il nous fut possible, par un mouvement de bascule, d'extraire le corps du délit, qui pesait 14 grammes.

Ce premier temps de l'opération avait été très laborieux. Une certaine quantité de bile jaune remplissait la plaie ; quelques compresses suffirent à l'éponger. Il fallut alors rechercher les orifices des canaux hépatique et cholédoque et en vérifier la perméabilité par le cathétérisme. Une sonde de gomme fut introduite dans le premier orifice qui fut découvert à l'angle antéro-interne de la loge du calcul. Comme il nous était impossible de constater la présence de cette sonde dans le duodénum, nous dûmes employer tour à tour une sonde cannelée, puis un explorateur métallique de Guyon, et enfin une bougie à boule.

Dès que nous eûmes constaté dans le duodénum la présence de l'extrémité de l'explorateur métallique, puis celle de la bougie à boule que nous avions introduite entière par la même voie, nous fûmes à la recherche de l'orifice du canal hépatique, qui était distant de 4 centim. de l'orifice du cholédoque ; la bougie de gomme pénétra d'emblée jusqu'au bout dans le foie. Au cours de ces recherches, il s'écoula fort peu de bile. Le foie était comme exprimé au moment de l'ablation du calcul et ses fonctions semblaient singulièrement ralenties.

Aucune trace d'inflammation suppurative du canal cholédoque. La plaie fut toutefois désinfectée par l'eau phéniquée chaude. Un drain en caoutchouc fut introduit d'une part dans le canal hépatique, de l'autre dans le cholédoque ; puis les deux orifices furent rapprochés autant que possible par une suture en surjet à points passés, qui réunit les lambeaux de la poche du calcul d'abord en arrière, puis en avant du drain. Un second surjet perpendiculaire au premier, et cette fois longitudinal, réunit par-dessus la suture les feuillets conjonctifs et péritonéaux voisins. Cette suture fut renforcée à son tour par quelques points plus superficiels, et le ventre refermé.

*Suites.* — La température resta deux jours au-dessus de 38°. La malade rendait par les selles une petite quantité de bile, mais l'ictère ne diminuait pas. Elle paraissait toutefois en bonne voie, lorsque dans la huitième nuit qui suivit l'opération, elle fut prise, vers trois heures du matin, d'un malaise subit. La température qui, à huit heures du soir, était de 37°,7, venait d'atteindre 40°. Les pupilles étaient dilatées. La mort survint en moins d'une heure.

*Autopsie.* — Nous avons constaté qu'il n'existait dans le péritoine aucun épanchement de bile. Mais le foie était atteint de cirrhose biliaire à la période ultime et la mort était survenue certainement par insuffisance de la fonction hépatique, comme elle se produit dans certains cas par urémie ou par la néphrectomie, quand le second rein est atteint lui-même de lésions calculeuses ou de dégénérescence amyloïde. Il eût fallu pratiquer l'opération six mois plus tôt au moins.

Obs. 14. — Arbuthnot Lane. — *Calcul du cholédoque. Cholédocotomie. Mort.* Communication à la *Société médicale de Londres*, séance du 25 février 1895. *Lancet*, 2 mars 1895, p. 547. — Femme, souffrant depuis plusieurs années de crises de coliques hépatiques, accompagnées d'ictère. Poussées fébriles. Ensemble de symptômes d'obstruction calculeuse du cholédoque.

*Opération*, le 8 décembre 1892. — On trouve un gros calcul enclavé dans le canal cholédoque. Incision du cholédoque. Extraction du calcul. On cherche ensuite à refermer l'incision ; on ne peut la suturer qu'imparfaitement. Drainage par un tube en verre.

Mort au bout de trois ou quatre jours, probablement de péritonite. A ce moment, l'auteur n'avait pas l'habitude du tamponnement de gaze (*Clinical Society's Transactions*, 1894, obs. XXVII) ; il pense que, dans ce cas, le tamponnement aurait évité les accidents mortels.

Obs. 15. — Hans Kehr (d'Halberstadt). — *Ictère chronique. Calcul du cholédoque. Cholédocotomie. Mort de péritonite (perforation du côlon transverse, en un point déchiré pendant la libération des adhérences). Deutsche Zeischrift für Chirurgie*, 15 juin 1894, p. 361 (traduction in extenso). — Femme B..., âgée de 40 ans, d'Halberstadt. Elle souffre de lithiase biliaire depuis 10 ans environ ; l'ictère persiste depuis 4 ans. Actuellement elle est très affaiblie, amaigrie, et présente un ictère très accusé. Le foie est augmenté de volume ; la vésicule billaire n'est pas perceptible. Comme l'ictère, les douleurs présentent des variations dans leur intensité : la longue persistance de ces symptômes fait penser à une tumeur. Appétit nul depuis longtemps; constipation opiniâtre. Prurit. Cholémie.

*Opération*, le 19 janvier 1893. — Longue incision sur le bord externe du muscle droit. Nombreuses adhérences entre le bord inférieur du foie et le côlon transverse; leur dissection est très difficile. Dans la profondeur je trouve la vésicule petite et ratatinée ; son fond est uni au côlon transverse par un cordon court et induré. Craignant que ce ne soit une fistule entre la vésicule et le côlon, je ne coupe pas cette courte adhérence; deux sutures de soie fine sont appliquées sur un point, large comme un pois, du côlon transverse, dont la séreuse avait déjà été déchirée dans un commencement de libération. La palpation du cholédoque y fait découvrir trois gros calculs. Incision du cholédoque, et ablation de ces calculs. Ces calculs étaient très mous : ils étaient échelonnés sur tout l'espace compris entre le foie et l'estomac; leur ablation prit assez de temps. Suture du cholédoque : un drain en caoutchouc est placé jusque sur cette ligne de suture. Sutures de la plaie abdominale. Pansement.

*Suites opératoires.* — Très bonnes pendant les deux premiers jours, mais le troisième jour l'état s'aggrave; la malade mourut de péritonite septique. Au bout de quarante-huit heures, le pouls de la malade, jusque-là sans fièvre, devient petit et dépressible. J'enlève le pansement et je réexamine la plaie : du tube à drainage s'écoule un liquide brun et fécaloïde. L'état de l'opérée était si misérable, que je reculais devant une réouverture de l'abdomen, la considérant comme inutile. Après ce changement de pansement, apparition du météorisme, vomissements abondants, pouls de plus en plus petit, devenant imperceptible. Les extrémités sont froides et la malade meurt dans le collapsus, quatre-vingts heures après l'opération.

*L'autopsie* montre que les sutures du cholédoque ont bien tenu. La cavité abdominale contient une grande quantité de liquide brunâtre, boueux, de mauvaise odeur; les anses intestinales sont injectées et très distendues : la mort a été causée par une péritonite suraiguë. Sur le côlon transverse, à l'endroit où j'avais libéré des adhérences entre la vésicule et l'intestin, et où j'avais suturé la séreuse, se trouve une perforation des dimensions d'un pois. C'est par là que le contenu de l'intestin est venu infecter la cavité péritonéale. La vésicule biliaire, atrophiée, ne contient pas de calculs; le cholédoque est perméable dans toute son étendue, ainsi que l'ampoule de Vater.

Obs. 16. — BILLROTH. — *Ictère chronique : calculs du cholédoque. Cholédocotomie (ou cholédocostomie?). Le cholédoque, très dilaté, est pris, lors de l'intervention, pour la vésicule biliaire. Mort.* Communication à la Société des médecins de Vienne, Séance du 17 février 1893. *Internationale Klinische Rundschau* 1893, p. 332. — Femme de 50 ans. Dans la région de la vésicule biliaire, on trouve une masse très dure, qui en impose pour la lithiase. De violentes crises de coliques hépatiques, accompagnées d'ictère très prononcé, entraînent l'intervention. Celle-ci montre un foie très dur, dont la surface supérieure est sillonnée de tractus scléreux ; la région de la vésicule biliaire est occupée par un rideau d'adhérences, au-dessous desquelles on trouve un organe dilaté que Billroth prend pour la vésicule biliaire ; on l'incise : il s'en écoule de la bile et l'on en extrait, par fragments, un énorme calcul. La cavité maintenant restante possède de nombreux diverticules : dans l'un d'eux se trouve encore un calcul ; mais, sous la palpation du doigt, il disparaît dans la profondeur. Au quatrième jour s'écoule de la plaie une grande quantité de liquide brunâtre et hémorrhagique ; les selles contiennent du sang. Mort le septième jour. L'autopsie montre que la cavité dilatée qui contenait le calcul n'est pas la vésicule biliaire, mais bien le canal cholédoque colossalement dilaté. La vésicule, complètement atrophiée, est cachée sous le bord du foie. Ce cas montre combien il est parfois difficile de poser un diagnostic exact.

Ons. 17. — LAUENSTEIN (de Hambourg). — *Ictère chronique. Calcul du cholédoque. Cholédocotomie. Guérison.* (Inédite.) — Femme de 35 ans, opérée le 16 mars 1893. Depuis cinq ans elle souffre de coliques hépatiques. Ictère depuis trois mois environ. Selles décolorées, vésicule biliaire non perceptible ; foie augmenté de volume ; sensibilité à la pression à la partie supérieure de l'épigastre.

*Opération.* — Longue incision sur le bord externe du muscle droit, découvrant le foie foncé et augmenté de volume. La vésicule est rétractée derrière le bord tranchant du foie : son fond adhère à l'épiploon ; ses parois sont épaissies et blanchâtres ; elle ne contient pas de calcul, mais dans la profondeur, près du duodénum, on sent un gros calcul un peu mobile. Longue incision du cholédoque, entre deux anses de fil qui servent à le maintenir. Forte hémorrhagie. Extraction d'un calcul ovoïde, long de 2 centim. un quart, large de un demi-centimètre. Suture de la plaie du cholédoque par sept points de catgut. Tamponnement à la gaze iodoformée, jusqu'à la ligne de suture du cholédoque.

*Suites.* — Le 19 mars, écoulement de bile par la plaie. Le 20, idem. Le 21, trois selles colorées par la bile ; l'ictère diminue. Le 22, nouvelle selle colorée. Il ne se fait plus d'écoulement de bile par la plaie. Le 2 avril, la fistule est fermée. L'ictère disparaît. Guérison rapide.

Ons. 19. — MURPHY (de Chicago). — *Calcul enclavé dans le cholédoque. Cholédocotomie. Mort. Medical Record,* 20 janvier 1894, page 69. CAS I ; *cholédocolithectomy* (traduction in extenso). — Mᵐᵉ Mathilda B..., âgée de 35 ans, multipare, entre à l'hôpital le 20 septembre 1893. Elle jouissait d'une parfaite santé jusqu'à il y a trois ans. A cette époque, première attaque de coliques hépatiques : vives douleurs éclatant subitement dans l'hypochondre droit, avec maximum sous le rebord costal. Cette crise douloureuse dure plusieurs heures, est accompagnée de vomissements : elle n'est pas suivie d'ictère.

Deux ans plus tard, seconde crise, semblable à la première, et non suivie d'ictère.

Il y a cinq semaines, troisième crise de coliques hépatiques : depuis ce moment jusqu'à l'époque actuelle, 20 octobre 1893, persistance de vives douleurs. L'ictère est apparu pour la première fois cinq semaines avant l'entrée de la malade à l'hôpital : il n'a pas disparu depuis. Cette femme ne sait pas si elle a rendu des calculs dans les selles. Pas de troubles de la miction. Estomac en bon état. La région épigastrique, à droite de la ligne médiane, est restée toujours douloureuse, depuis la première crise.

*État actuel.* — Ictère très prononcé. Pouls rapide et faible. Faciès exprimant de fortes souffrances. Soif vive. Anorexie. La région de l'hypochondre droit est très sensible à la palpation: on n'y sent pas de tumeur. Température, 39°,4 ; pouls, 138 ; respiration, 34.

*Diagnostic.* — *Calcul enclavé dans le canal cholédoque.*

21 octobre, 8 h. matin. Pouls, 100 ; temp., 39° ; resp., 36. Soir. Pouls, 102 ; temp., 39°,4 ; resp., 36.

22 octobre. Soir. Pouls, 96 ; temp., 38°,8 ; resp., 40.

23 octobre. Matin. Pouls, 94 ; temp., 37°,6 ; resp., 40.

*Opération*, le 23 octobre, à 11 heures du matin, par le Dr MURPHY, aidé des Drs Hartmann, Wittwer et Cortebein.

Laparotomie. Vésicule biliaire atrophiée, en forme de tube (found gall-bladder contracted to a tube). Gros calcul d'un demi-pouce (1 centim. 3) de diamètre, enclavé dans la partie moyenne du cholédoque. On ne peut pas utiliser la vésicule biliaire pour l'anastomoser à l'intestin. On se décide donc à enlever directement du cholédoque le calcul, qui se présente bien. Incision du canal cholédoque, longue de 1 centim. et demi, et parallèle à son axe. Ablation du calcul. Suture en surjet de l'incision du cholédoque. Drainage à la gaze. Durée de l'opération, quarante-cinq minutes. Pendant l'opération il se produit une légère hémorrhagie, qui cesse après la suture du cholédoque. Un peu de choc.

Immédiatement après l'opération, à 11 h. 40 matin : pouls, 64 ; respiration, 30. A 5 h. 30 soir, pouls, 72 ; temp., 37° ; respiration, 32. A 10 h. soir, pouls, 78 ; temp., 37°,2 ; resp., 32.

Le 24 octobre. — A 8 h. matin, pouls, 94 ; temp., 37°,6 ; resp., 32. La malade a bien reposé pendant la nuit. Elle a eu quelques nausées, mais pas de vomissements depuis l'opération. A 6 h. soir, pouls, 144 ; temp. 39° ; resp. 36. Minuit : Pouls, 108 ; temp., 38°,3 ; resp., 26. L'état s'est amélioré ; mais le pouls est encore faible.

25 octobre, 2 h. du matin. Pouls, 110 ; temp., 38°,8 ; resp., 35. Le pouls est très faible. Mort subite à 3 heures du matin. L'autopsie n'a pu être faite ; on ne peut donc préciser la cause de la mort.

OBS. 20. — QUÉNU. — *Ictère chronique, sans coliques hépatiques. Calcul du cholédoque. Cholédocotomie. Mort.* LEPETIT. Thèse, Paris, 1894. — Valentine B..., 41 ans, ménagère, entrée le 15 janvier 1894, à l'hôpital Cochin, pavillon Pasteur.

*Antécédents héréditaires.* — Père mort assassiné. Mère vivante, bien portante. Sœur morte à 39 ans, tuberculeuse.

*Antécédents personnels.* — La malade a toujours été bien portante ; ne se rappelle avoir eu aucune maladie quelconque. Réglée à 15 ans, elle s'est mariée à 20 ans. 7 enfants, 3 sont morts, 4 sont bien portants. Depuis trois ans, la malade n'a plus ses règles. Jamais de coliques hépatiques ; pas d'alcoolisme.

*Histoire de la maladie.* — Au mois d'octobre 1893, la malade s'aperçoit que sa peau se colore en jaune, les yeux deviennent jaunes ; aucune souffrance ; appétit conservé, selles grisâtres, urines épaisses et foncées. Le foie n'est pas augmenté de volume ; la vésicule biliaire semble avoir ses dimensions normales. On ne sent absolument rien par la palpation dans l'intérieur du ventre. Le pouls est normal ; à l'auscultation du cœur on entend un souffle tricuspidien. La malade nous dit que depuis le mois de décembre elle a maigri beaucoup et que son appétit a diminué ; elle ne peut pas supporter la viande. La peau présente des écorchures, par grattage pour calmer le prurit très intense.

A son entrée elle avait un furoncle dans l'aisselle droite, furoncle qui donnait issue à un pus jaune ; en deux jours il est guéri pour faire place à deux autres ; un dans la même région, et un autre dans la région pectorale droite. Ces deux furoncles ont mis dix jours pour guérir. *Urines :* 800 gr. dans les vingt-quatre heures ; 18 gr. d'urée par litre ; pigments biliaires en abondance ; un peu de sucre.

*Opération,* le 14 février 1894. — Incision de la paroi abdominale sur la ligne médiane, un peu au-dessous de l'appendice xiphoïde, dans une étendue de 12 centimètres environ. Les parois abdominales sont écartées ; le foie est gros, il déborde les fausses côtes. La vésicule biliaire pâle, atrophiée, a son fond à 2 ou 3 centim. du bord antérieur du foie. L'épiploon gastro-hépatique est déchiré. Le canal cholédoque laisse sentir un calcul gros comme une olive, très mobile, allant jusqu'au duodénum.

M. Terrier qui assiste M. Quénu, passe une main au-dessous du pédicule du foie et l'attire en dehors ; cette manœuvre produit une coudure du cholédoque et fixe le calcul.

M. Quénu incise le cholédoque au bistouri. Une pince est appliquée sur chaque lèvre de l'incision. Avec la sonde cannelée le calcul est dégagé. Sutures à la soie fine du cholédoque ; cinq points de suture très rapprochés. Un des fils coupe les tissus, et est remplacé. Deuxième plan de sutures à la soie pour réunir les débris de l'épiploon gastro-hépatique. Suture de l'épiploon à la paroi abdominale de chaque côté, pour former une cavité prismatique qui, limitée en haut par le foie et en bas par le duodénum, a son sommet au niveau de l'incision du cholédoque. Drain moyen placé dans cette cavité. Suture en étages de la paroi abdominale. Pansement iodoformé.

14 février. Trois vomissements dans l'après-midi ; à 7 heures et à 7 heures et demi, vomissements de sang avec un peu de bile. A 8 heures, un autre vomissement de sang. On peut évaluer à 7 ou 8 cuillerées à bouche la quantité de chaque vomissement. T. 37°. 90 pulsations.

Le 15. Vomit plusieurs fois, une très petite quantité de liquide noirâtre à chaque fois. On refait le pansement : il est imprégné d'une petite quantité de sang ; pas de suintement de bile. 400 gr. d'urines ; elles paraissent un peu moins colorées qu'avant l'opération. Le soir, 37°,8 ; rend des gaz par l'anus.

Le 16. Matin : 37° ; pouls : 98. Pansement : il n'est taché que de trois gouttes de sang. Soir : 37°,9 ; pouls, 114. Vomit deux fois un liquide noirâtre. Urines : 600 gr. On lui injecte 200 gr. de sérum artificiel.

Le 17. Matin : 37°,5. Vomit une fois. Langue sèche ; traits tirés : agitation, subdélire, prostration très prononcée. Depuis quarante-huit heures, la peau est devenue de nouveau très jaune. Enfin on a tous les signes de la cholémie.

M. Quénu enfonce un trocart dans la vésicule, pour donner issue à la bile si elle en contient, mais il ne sort rien. Urines : 500 gr. Injection de 200 gr. de sérum. Soir : 38°,6. La malade meurt dans la nuit.

*Autopsie.* — L'estomac est plein de bile ; l'intestin et l'épiploon sont colorés en vert ; aucune trace de fausses membranes. Le *gros intestin* renferme des matières colorées ayant à leur centre un mastic blanc, crayeux. *Pancréas*, semble normal.

*Reins.* Jaunes, sans lésions apparentes.

*Intestin grêle.* Tapissé par une espèce de matière noirâtre qu'on trouve d'autant plus grande qu'on se rapproche du duodénum. *Rate*, petite, rien de spécial. *Duodénum.* Très dilaté. Le fond de la *vésicule* adhère au duodénum, et il est impossible de les séparer ; le fond de la vésicule est distant du bord du foie de 3 centimètres et demi.

Le fond de la vésicule adhère de tous côtés au foie, et forme comme un centre de rétraction : le foie est strié de nombreux petits sillons dus à cette rétraction de la vésicule. D'ailleurs, à ce niveau, lésions très nettes de périhépatite.

La *vésicule* est extrêmement petite, atrophiée ; elle renferme une espèce de matière colorée, épaisse, qui semble un mélange de sang et de bile, qui la remplit tout entière. Le canal cystique est absolument libre : un stylet introduit dans l'ampoule de Vater pénètre indifféremment dans le canal hépatique et dans la vésicule biliaire. Les sutures du cholédoque sont intactes. On incise le cholédoque de bout en bout, ainsi que la vésicule et le canal cystique, et les conduits hépatiques.

Le cholédoque est obturé par un caillot sanguin ; les conduits hépatiques sont remplis de la même matière noirâtre que la vésicule ; ils aboutissent à une espèce de carrefour où se trouve l'orifice du canal cystique.

De ce carrefour commun au fond de la vésicule biliaire, il y a exactement 15 millim. ; par conséquent, vésicule et canal cystique ne mesurent à eux deux que 15 millim.

Le canal cholédoque étalé mesure 3 centim. de largeur ; la plaie opératoire, vue du cholédoque, mesure 12 millim. ; il existe à ce niveau une petite excavation peu profonde.

Entre la plaie opératoire et l'orifice duodénal, on trouve une longueur de 6 centimètres et demi, et 18 millim. entre cette plaie opératoire et le carrefour commun au cholédoque, au cystique, et aux deux conduits biliaires. Le cholédoque a donc au total une longueur de 9 centimètres et demi.

*Examen microscopique.* — Cet examen a été fait d'une façon très complète par notre ami le D⁰ Macaigne, chef de laboratoire de l'hôpital Saint-Antoine ; nous l'en remercions vivement. On peut le résumer ainsi :

Le *canal cholédoque* a sa muqueuse enflammée, desquamée, épaissie ; ses parois ont subi une infiltration embryonnaire abondante, diffuse en certains endroits, en d'autres à l'état d'accumulations comparables aux nodules infectieux, aux abcès miliaires en formation. La cavité où était logé le calcul n'est pas un diverticule du cholédoque, possédant toutes ses tuniques : c'est une cavité qui s'est creusée dans l'intimité même de ces diverses tuniques. Elle est tapissée d'une couche fibroïde sans épithélium pénétrant à travers les couches du cholédoque en déterminant autour d'elle une infiltration embryonnaire abondante.

Le *canal hépatique* ne présente d'autres particularités que cette même infiltration embryonnaire.

La *vésicule biliaire* est très altérée ; la couche épithéliale a disparu ; nombreuses cellules embryonnaires dans l'épaisseur des parois. Accolées à sa surface externe, on trouve les tuniques du duodénum qui lui adhèrent ; elles s on normales, sauf l'absence générale de l'épithélium des villosités.

Le *foie* a été examiné sur deux fragments ; dans l'un il y avait à la surface du tissu des adhérences aux organes voisins. Ces adhérences sont formées de lamelles conjonctives surajoutées à la capsule de Glisson épaissie ; elles contiennent dans leur intérieur des cellules embryonnaires et des vaisseaux capillaires.

Le tissu hépatique lui-même ne présente d'autres lésions qu'une altération des canaux biliaires, et autour d'eux, une infiltration embryonnaire dans les petits espaces portes.

Dans beaucoup de grands espaces portes on note l'absence des canaux biliaires ; on trouve à leur place des blocs fibroïdes qui paraissent représenter ces canaux biliaires sclérosés et annihilés.

Obs. 21. — Pozzi. — *Coliques hépatiques ; ictère chronique grave. Calcul biliaire enchâtonné en partie dans le cholédoque, en partie dans la première portion du duodénum. Cholédoco-duodénotomie. Guérison. Bulletins et mémoires de la Société de chirurgie de Paris,* tome XX, n⁰ 9, 25 juillet 1894, p. 630. — E..., âgée de 37 ans, entre le 13 mai 1894 à l'hôpital Broca (annexe Pascal), salle C, n⁰ 8.

*Antécédents héréditaires.* — Rien de particulier à signaler.

*Antécédents personnels.* — Pas de maladies dans l'enfance. Réglée à 13 ans, sans douleurs. Mariée à 16 ans, a eu quatre enfants à terme.

Il y a sept ans, la malade fait une chute, à la suite de laquelle elle a gardé le lit une huitaine de jours. Des douleurs vives se sont déclarées du côté droit et on peut dire que, depuis ce moment, elles n'ont plus jamais disparu. Il y a trois ans, la teinte ictérique est apparue et n'a fait que s'accentuer depuis. A cette époque, survinrent de véritables coliques hépatiques, qui revenaient tous les trois ou quatre jours. Les crises sont devenues moins fréquentes dans ces derniers temps, mais, en revanche, la malade se plaint continuellement de douleurs sourdes, de pesanteur, de tiraillements dans l'hypochondre droit. Ces souffrances sont telles qu'elle est condamnée à l'immobilité presque la plus complète.

Depuis également trois ans, des épistaxis ont apparu, de même que des métrorrhagies abondantes qui, revenant à chaque instant, sont causes d'un affaiblissement progressif.

La santé générale a décliné peu à peu, l'appétit est actuellement presque nul et il existe une anémie profonde. Le facies est tiré, et, bien qu'encore jeune, la malade paraît âgée : pour employer sa pittoresque expression, elle est « vieille de souffrance ».

*État actuel.* — Teint jaune très foncé de la peau, indice d'un ictère chronique très accentué. Faiblesse très grande ; insomnie causée par la douleur. La malade se plaint de douleurs continuelles dans la région hépatique, de difficulté dans la digestion, d'épistaxis, de métrorrhagies et d'un affaiblissement extrême qui va en progressant. Pas de vomissements, pas de diarrhée. Constipation habituelle.

De temps à autre, des frissons et des accès fébriles (fièvre intermittente hépatique).

Examen de l'abdomen : ventre non ballonné. Le rebord des fausses côtes droites est soulevé par le foie, qui est manifestement augmenté de volume. Son bord supérieur répond à la huitième côte, au niveau de la ligne mammaire. Son bord inférieur est dur, tranchant, et dépasse le rebord costal de quatre travers de doigt au niveau de la ligne mammaire ; plus en dehors, il se perd sous les fausses côtes ; en dedans, il tend à gagner l'appendice xiphoïde qu'il déborde encore de deux travers de doigt, et finit par se perdre sous les fausses côtes gauches. La vésicule biliaire ne paraît pas augmentée de volume : tout au moins, on ne sent rien à la palpation qui en rappelle la forme.

La *rate* n'est pas trop hypertrophiée ; cependant, on trouve une zone de matité splénique, d'environ trois travers de doigt, et, par-dessous le rebord costal gauche, on arrive à sentir une tumeur profonde, à bord inférieur arrondi et dur, qui paraît être la rate sclérosée et un peu augmentée de volume. Le *tube intestinal* fonctionne assez bien ; langue humide, légèrement saburrale. Les matières, qui ont été complètement décolorées, il y a trois ans, sont assez colorées en ce moment. Les *poumons* et le *cœur* paraissent sains. Les *reins* éliminent une urine riche en pigment biliaire, mais sans albumine ni sucre. L'*utérus* et les *ovaires* ne sont atteints d'aucune lésion appréciable.

*Diagnostic.* — Les antécédents de la malade, la marche des accidents, la chronicité de l'ictère, l'examen clinique, font penser à la lithiase biliaire. L'absence de dilatation de la vésicule amène à croire que l'obstacle doit siéger dans le cholédoque. La coloration des selles permet d'affirmer que l'obstruction est incomplète. Enfin les épistaxis et les métrorrhagies, d'une part, les accès de fièvre intermittente hépatique, de l'autre, sont les signes manifestes de graves lésions du côté du foie, qui causeront, dans un avenir prochain, l'insuffisance de l'organe.

On pose donc le diagnostic de : calcul biliaire enchâssé dans le cholédoque, mais ne déterminant pas une obstruction complète ; cirrhose chronique biliaire et début de phénomènes d'insuffisance hépatique.

L'intervention est indiquée pour arrêter dans leur évolution les lésions hépatiques secondaires et remédier aux souffrances continues de la malade.

*Opération*, le 25 mai 1894. — Incision médiane, allant de l'appendice xiphoïde à deux travers de doigt au-dessous de l'ombilic. On tombe directement sur le lobe gauche du foie, qui empiète fortement sur la région épigastrique ; il est cirrhosé, d'aspect granuleux et de couleur violacée. Pour se donner du jour, on fait une incision transversale, comprenant la moitié de la largeur du muscle grand droit du côté droit. En relevant alors le bord inférieur du foie, on voit que toute la face inférieure de cet organe est unie à l'intestin par des adhérences résistantes. Ces adhérences sont détruites jusqu'au niveau du hile ; en ce point, la séparation avec le doigt et l'instrument mousse devient excessivement difficile, et se complique de suintement sanguin. La vésicule est rétractée et n'est plus qu'une sorte de conduit ratatiné et complètement vide, qu'on a peine à reconnaître.

Pour faciliter l'exploration, qui devient particulièrement délicate, le côlon transverse, l'estomac et quelques anses d'intestin grêle sont sortis hors du ventre et recouverts de compresses chaudes. La main peut alors reconnaître immédiatement en dedans de la vésicule rétractée, au milieu d'adhérences qui rendent très difficile la détermination exacte des parties, une tumeur dure, du volume d'une petite noix, qui paraît siéger au niveau du pylore. Le diagnostic est alors hésitant, car on se demande si l'on n'a pas affaire à un squirre limité de la région pylorique comprimant le canal cholédoque. Cependant, afin d'assurer le diagnostic, on poursuit la destruction des adhérences. A ce moment, une petite éraillure se produit au niveau de la tumeur et laisse échapper une gouttelette de bile. Une sonde est immédiatement introduite et permet de sentir un calcul. On débride aux ciseaux et on extrait un calcul ovoïde, mamelonné, du volume d'une grosse amande sèche. Une notable quantité de bile s'écoule à ce moment et est recueillie par des compresses.

Introduit dans la loge de la tumeur, le doigt pénètre à gauche dans la cavité stomacale, après avoir franchi la valvule pylorique qui forme un diaphragme très appréciable contre lequel venait évidemment butter le calcul, ce qui l'empêchait de pénétrer dans l'estomac. En explorant la cavité où se trouvait logé le calcul avec une sonde molle et une sonde cannelée, on peut remonter vers le foie, d'une part, et descendre vers la deuxième portion duodénale, d'autre part.

Le calcul était donc inclus, partie dans le cholédoque ulcéré, et partie dans le duodénum au niveau de sa première portion. Un examen ultérieur a permis de constater à sa surface deux parties de dimensions à peu près égales, l'une de couleur jaunâtre, correspondant à la portion logée dans le cholédoque, l'autre brun verdâtre, répondant à celle comprise dans le duodénum. Ajoutons que le poids du calcul, immédiatement après l'opération, a été trouvé de cinq grammes.

L'incision *cholédoco-duodénale* a été refermée soigneusement au moyen d'un surjet de catgut, comprenant toutes les tuniques, et complété par un deuxième plan de sutures de Lembert, à la soie fine, renforcé par places d'un troisième rang de sutures séparées. Les viscères herniés sont alors rentrés dans l'abdomen et on place un sac de Mikulicz de gaze stérilisée, contenant une grande mèche de gaze stérilisée et une sonde de caoutchouc. L'opération a duré deux heures.

*Suites opératoires.* — Le soir de l'opération, la malade est calme, la température est à 37° et le pouls à 88. Pas le moindre vomissement. La malade ne prend rien par la bouche. Lavements de peptone et de champagne.

26 mai. La température atteint le matin 38°,6 et le pouls 110. État général moins bon. Le soir la température redescend à 37°,8 et le pouls à 100, mais la respiration atteint 42. Pansement : écoulement sanguinolent, et peut-être un peu de bile, mais en tout cas en faible quantité.

Le 27. État général assez rassurant. La température est à 37°,8 le matin et 38°,6 le soir, le pouls à 110 le matin et 112 le soir, la respiration à 33 le matin et 32 le soir. La quantité d'urines rendues est de 600 grammes ; pigments biliaires très abondants, à peine un peu d'albumine. La teinte ictérique est encore plus accusée qu'avant l'opération et la patiente se plaint de voir les objets en vert. La malade continue à ne prendre que fort peu de liquide par la bouche ; une demi-cuillerée d'heure en heure. Pas de vomissements.

Le 28. La température monte à 38°,8 le matin et 39°,4 le soir, le pouls atteint 104 le matin et 102 le soir. La respiration est tombée à 30 le matin et 28 le soir. A l'auscultation, on trouve un peu de congestion pulmonaire, et la malade tousse et rend depuis avant-hier de gros crachats d'ailleurs peu abondants.

Le 29. L'état général empire et nous sommes en présence d'accidents d'ictère grave très nets. La température, qui est de 38°,8 le matin, atteint 39°,7 le soir, le pouls est de 98 le matin et 110 le soir, et la respiration se maintient autour de 28. La quantité d'urines rendues est de 400 gr. La malade a du délire presque continuellement et tousse assez souvent. Traitement. Digitale, injections de sérum, benzoate de soude, oxygène, frictions vinaigrées générales toutes les trois heures. Lait glacé par cuillerées toutes les heures.

Le 30. Statu quo. Agitation extrême. La température atteint 39°,6 le matin et 39°,7 le soir, le pouls est à 110, la respiration à 30. L'urine rendue est de 600 gr. L'analyse de l'urine d'hier montre que la quantité d'albumine, sans être notable, puisqu'elle n'atteint pas 1 gr., a augmenté ces jours précédents. Même traitement. Les pansements sont faits tous les jours ; le drainage a été complètement supprimé le 29 mai. Malheureusement la plaie des parois abdominales, très tendues, s'est désunie et le foie est à nu sous le pansement.

Le 31. Amélioration ; l'aspect abattu des jours prédédents a disparu et la toux est à peu près éteinte. La température est encore à 38°,8 le matin et 39°,2 le soir, le pouls à 106, la respiration à 24. Quantité d'urine rendue : 300 gr.

1er juin. L'amélioration s'accentue et la température est retombée à 37°,6 le matin et 38°,2 le soir, le pouls est à 86 le matin et 96 le soir, la respiration à 20. Les urines sont encore rendues en faible quantité : 200 gr. seulement.

Du 2 au 8 juin. La malade va très bien; la plaie se rétracte. L'état général reprend. La température oscille de 37° à 38°. Les urines ont augmenté de quantité et atteignent de un à deux litres. Comme traitement interne la malade ne prend plus que du benzoate de soude. Régime lacté absolu.

Du 8 au 13. Bien que l'état général et local continue à être satisfaisant, la malade se plaint de vives douleurs de tête, de lancements et de sifflements dans les oreilles. La température oscille entre 38° et 39°. Quelques épistaxis.

Le 15. La malade perd du pus par l'oreille droite depuis cette nuit et se trouve considérablement soulagée.

Le 16. Ouverture d'un abcès de l'oreille gauche. La malade est presque sourde. La température est à 38°. État général bon.

Le 18. La température est à 37°. L'amélioration s'accentue.

Le 22. Pour la première fois la malade mange un œuf.

1er juillet. La guérison de la plaie est terminée et la malade se lève. Ses oreilles ne coulent plus et la surdité a presque complètement disparu. La teinte jaune a fortement diminué. Plus d'hémorrhagies, plus de douleurs. La malade est enchantée : depuis plus de sept ans, elle ne s'est jamais aussi bien portée.

Le 6. La malade a été purgée, ce qui lui donne un accès de fièvre le soir (39°,6).

Le 7. La température est de retour à la normale, mais l'ictère a augmenté sous l'influence du purgatif.

Le 24. La malade est dans un excellent état de santé, bien qu'elle soit encore un peu jaune. Pour combattre la constipation qui persiste, on prescrit de grands lavements à l'huile ou à la glycérine avec le plus grand succès. Le foie a manifestement diminué de volume et n'est en aucun point douloureux à la palpation.

Le résultat est parfait en ce sens que la malade n'éprouve plus aucun phénomène douloureux ou autre. Quant à l'ictère, il va en s'atténuant graduellement, mais lentement. Le foie a considérablement diminué de volume, mais est encore hypertrophié.

Revue en mai 1895 : la guérison se maintient parfaite.

Obs. 22. — JABOULAY. — *Ictère chronique, Calculs du cholédoque. Cholédocotomie. Guérison* (inédite). — M<sup>lle</sup> R..., 50 ans. Syphilis ancienne. Depuis cinq ans, coliques hépatiques très douloureuses, et de plus en plus fréquentes. Saison à Vichy, il y a trois ans. Depuis deux ans, elle est obligée de rester au lit.

Teint verdâtre. Urines acajou. Selles décolorées. Fièvre de temps en temps. Elle a des idées de suicide, qu'elle avoue au médecin qui nous l'adresse.

*Opération*, le 19 août 1894. — Laparotomie médiane ; vésicule de dimension moyenne. Le foie étant récliné en haut, à droite et à gauche on se trouve dans une loge limitée en avant par le foie, en arrière par la face antérieure de l'épiploon gastro-hépatique, en bas par le pylore et l'estomac. On sent deux calculs dans le cholédoque ; incision directement sur eux, après avoir hésité entre cette incision et une cholédocolithotripsie; extraction de deux gros calculs de 2 centim. carrés. Le cholédoque a le volume d'une fémorale, et ses parois ressemblent à des parois artérielles; deux sutures au catgut pour fermer l'orifice fait au cholédoque. Tamponnement à la Mikuliez dans la loge qui est laissée ouverte en avant.

Sortie dix-neuf jours après (le tamponnement à la Mikuliez ayant été enlevé au bout de dix jours).

La fistule était fermée un mois plus tard, d'après les renseignements donnés aujourd'hui (17 avril 1895) par le médecin traitant. Actuellement, l'opérée se porte admirablement ; son teint est rose, et son poids a augmenté de 12 kilogr.

Obs. 23. — Arbuthnot Lane. — *Ictère chronique ; calcul du cholédoque. Opération faite in extremis : cholédocotomie. Mort.* Société médicale de Londres, *Lancet*, 2 mars 1895, p. 547. — Femme ictérique depuis quatre ans. Elle entre à Guy's Hospital très affaiblie et présentant du délire. Le délire persiste d'une façon presque continue pendant les deux jours que la malade passe à l'hôpital avant d'être opérée.

*Opération*, le 20 décembre 1894. — Côlon adhérent à la vésicule biliaire. Le cholédoque contient plusieurs calculs : incision et ablation des calculs. Un drain en caoutchouc est placé dans la partie péritonéale du canal, qu'il maintient complètement ouvert. Autour du drain, tamponnement à la gaze : la bile ne pouvait pas s'échapper dans la cavité péritonéale.

Le délire et la prostration n'en continuèrent pas moins après l'opération, et la malade mourut.

Obs. 24. — Duplay. — *Lithiase biliaire. Coliques hépatiques. Ictère chronique. Calcul du canal cholédoque. Cholédocotomie. Mort par insuffisance hépatique ;* obs. due à l'obligeance de M. le professeur Duplay et de M. le Dr Demoulin, chirurgien des hôpitaux (inédite). — La nommée Marie R..., 36 ans, domestique, est entrée à l'Hôtel-Dieu, salle Notre-Dame, lit n° 11, le 19 janvier 1895.

*Antécédents héréditaires.* — Père mort de congestion pulmonaire. Mère encore vivante, bien portante; ni frères, ni sœurs.

*Antécédents personnels.* — Réglée à 15 ans, a eu quatre enfants, morts de maladies aiguës. N'a jamais été malade avant 1892. Il y a trois ans, pour la première fois et sans cause appréciable, apparition de coliques abdominales surtout intenses au niveau de l'ombilic et du creux épigastrique, coliques accompagnées de vomissements, bientôt suivies de selles décolorées ; cet état dura huit jours environ. La malade, après la cessation de ces accidents douloureux, dut garder le lit pendant un mois, pour une affection fébrile sur laquelle elle ne peut nous donner de renseignements précis; pendant ce temps, des coliques moins intenses que celles du début se manifestèrent à plusieurs reprises, un ictère assez intense se montra, disparut au bout de six semaines environ ; après quoi tout rentra dans l'ordre.

Il y a un an, au mois de janvier 1894, la malade, sans nouvelles coliques, devint subitement jaune ; malgré tout sa santé resta bonne. Il y a six mois, sans que l'ictère ait disparu, elle fut prise de nouvelles coliques hépatiques qui depuis ne l'ont pas quittée ; depuis trois mois enfin, les crises se répètent tous les huit jours et durent environ douze heures. En novembre 1894, la malade entre à l'hôpital Saint-Antoine, est d'abord soignée dans le service de M. Ballet, puis dans celui de M. Hanot. Ce dernier voyant l'ictère persister, malgré un traitement médical fidèlement suivi, pense que le chirurgien doit intervenir et m'envoie la malade.

*État actuel* (examen fait le 20 janvier). — A son entrée à l'Hôtel-Dieu, Marie R..., est en bon état, elle dit n'avoir pas maigri depuis le début des accidents ; toutefois elle n'est plus réglée depuis trois mois et n'est pas enceinte. Elle présente un ictère très prononcé, elle accuse un prurit fort désagréable, mais ne présente pas d'éruption de la peau. L'appétit est bon, il n'y a pas de constipation ; tous les jours une selle décolorée et fétide. La quantité d'urine, émise en vingt-quatre heures, varie de 700 à 1,000 grammes. Ce liquide est de couleur acajou, contenant une forte proportion d'urobiline. Tous les viscères paraissent sains. L'examen du foie ne révèle pas de changement de volume de cet organe, la vésicule biliaire n'est pas distendue, ne forme pas de tumeur.

M'appuyant sur les coliques hépatiques nettement constatées par M. Hanot, sur l'ictère chronique persistant, sur la décoloration des selles ; me fondant sur le bon état général de la malade, l'absence de graisse dans les fèces, et surtout sur la non-distension de la vésicule biliaire, je portai le diagnostic d'ictère chronique dû à l'obstruction du canal cholédoque par un calcul. Je proposai la laparotomie exploratrice, me réservant de prendre tel parti qu'il conviendrait selon les constatations faites après l'ouverture de l'abdomen.

*L'opération* a été pratiquée le jeudi 7 février 1895, après antisepsie intestinale.

Anesthésie par le chloroforme. Incision de 15 centim. environ, sur la ligne médiane de l'abdomen, s'étendant de l'appendice xiphoïde jusqu'à l'ombilic. Hémostase. Le péritoine pariétal est incisé, et la lèvre droite de la large boutonnière abdominale réclinée en dehors. La main introduite dans la cavité abdominale passe facilement sur la face convexe du foie, mais elle ne peut atteindre sa face inférieure. Il y a des adhérences nombreuses du côlon transverse avec le foie : elles sont détachées avec lenteur et sans trop de difficultés ; leur déchirure ne donne lieu qu'à un écoulement sanguin insignifiant. On voit bien alors le bord inférieur du lobe gauche du foie, mais le jour est insuffisant. Section du grand droit du côté droit, au-dessous du rebord costal.

Le foie est alors bien exposé, on constate qu'il n'a pas son aspect normal et présente une teinte jaune foncé bien différente de sa coloration habituelle. Un aide en récline le bord inférieur émoussé et dépassant un peu les fausses côtes, vers le haut, et la face inférieure peut être facilement explorée. Cette face, dans sa partie antérieure, est un peu tomenteuse, ce qui est dû à la déchirure des adhérences qui la reliaient au côlon transverse, *il est impossible d'y découvrir* la moindre trace de la vésicule biliaire ; par contre, le lobe de Spigel est notablement hypertrophié.

Le bord libre de l'épiploon gastro-hépatique est soigneusement exploré de la face inférieure du foie vers le duodénum, mais sans succès ; en arrivant sur l'intestin on explore la tête du pancréas, qui ne présente pas d'altérations ; il n'y a pas de néoplasme ni de calcul en ce point.

Le doigt est alors introduit dans l'hiatus de Winslow qui est fort étroit, semble rétréci, et sent facilement une concrétion dure, située dans le cholédoque dilaté, à quelques centimètres au-dessous de la face inférieure du foie. Je cherche à saisir le calcul entre le pouce et l'index resté dans l'hiatus de Winslow, mais il fuit entre les doigts explorateurs, cela par en haut. Je le retrouve avec quelque peine, je le ramène par en bas et le confie à un aide qui parvient, non sans peine, à le fixer. Je me prépare à inciser la paroi du conduit biliaire sur le calcul, mais auparavant, je garnis le champ opératoire de compresses stérilisées afin d'éviter l'écoulement de la bile dans la cavité péritonéale. *Incision d'un centimètre environ sur le calcul, il se produit alors une hémorrhagie veineuse assez abondante* pour faire craindre, un moment, la blessure de la veine porte ; mais cet écoulement cède assez rapidement à un tamponnement fait avec des éponges : il avait sa source dans les parois du cholédoque dilaté.

L'aide qui maintenait le calcul, après que j'eus agrandi légèrement l'incision par en haut, presse sur la concrétion qui sort facilement. Il ne vient par l'ouverture que quelques gouttes d'une bile noirâtre très épaisse.

Les lèvres de l'incision du cholédoque sont suturées en un seul plan, à l'aide de trois fils de soie.

Toilette minutieuse du champ opératoire, tamponnement à la Mickulicz fait avec trois lanières de gaze iodoformée dont l'une est placée sous la face inférieure du foie, les deux autres à droite et à gauche de la plaie du cholédoque, contre les anses intestinales.

Suture complète en un seul plan de la plaie verticale de la paroi, suture incomplète de l'incision transversale qui laisse passer les extrémités des mèches de gaze iodoformée. L'opération a duré une heure un quart. A son réveil la malade est très déprimée. Deux injections d'éther.

Six heures après l'intervention, le choc persiste, la température est à 36°,5 ; le pansement est vérifié, on constate qu'il est imprégné de sang, mais il n'y a pas d'hémorrhagie véritable, pas d'écoulement de bile appréciable. Dans la nuit : champagne, injections d'éther, de sérum artificiel (80 gr.).

Le 8 février au matin, l'état est meilleur, la température est à 37°, mais le pouls, comme la veille, est petit, rapide, impossible à compter.

On a retiré de la vessie par le cathétérisme, depuis l'opération, environ 500 gr. d'urine fortement teintée de bile. Le ventre n'est pas douloureux ; quelques vomissements ramènent au dehors les boissons ingérées : l'un d'eux contient une matière analogue à de la suie, mais en petite quantité. Le soir, même état, température 38°, pouls toujours petit, irrégulier, très rapide.

Nuit très agitée.

Le 9 février au matin, la température est à 38°,3, le pouls conserve les mêmes caractères. Il n'y a pas de réaction abdominale. Agitation. A partir de midi, la malade cesse d'être agitée, et elle meurt à 8 heures du soir, sans cause appréciable, sans trace d'hémorrhagie, ni de péritonite.

*L'autopsie* a été pratiquée le 11 février.

Pas de péritonite. Pas d'épanchement de sang dans la cavité abdominale. Le tamponnement qui entoure le champ opératoire est imprégné de sang, mais on n'y reconnaît pas la présence de la bile. Cependant les sutures du canal cholédoque, tout en ayant bien tenu, n'ont pas suffi à fermer complètement l'incision; il reste en effet à sa partie supérieure un petit pertuis, ainsi qu'on peut facilement s'en assurer en introduisant, par l'ampoule de Vater, saine comme le reste du duodénum, une sonde cannelée qui manœuvre facilement dans le canal cholédoque, dont le diamètre est sensiblement égal à celui du petit doigt. Ce conduit ne présente pas de points rétrécis.

Le foie est de couleur jaune foncé, tirant sur le vert ; sa face convexe est lisse, son bord tranchant émoussé, le lobe de Spigel très développé, fait déjà constaté pendant l'opération. On voit sur la face inférieure du foie la trace des adhérences qui l'unissaient au côlon transverse.

Le foie, détaché du diaphragme avec précaution, est retiré de la cavité abdominale avec le duodénum et une grande partie du pancréas ; ces deux derniers organes sont sains, le foie est légèrement augmenté de volume.

*Il ne nous a pas été possible de retrouver la vésicule.* Nous avons rencontré, dans le sillon de la vésicule biliaire, un cordon fibreux mince, dont la partie moyenne un peu renflée, présentait une petite cavité à parois rougeâtres qui aurait admis avec peine un petit pois.

La rate avait son volume normal.

Les reins, à l'examen macroscopique, paraissaient sains.

L'intestin ne contenait pas de bile, il n'y en avait pas non plus, rappelons-le, dans les pièces du tamponnement, ce qui semble prouver que le foie n'a pas fonctionné après l'intervention.

Quant au calcul, il était de forme ovoïde, lisse à sa surface, long de 15 millim. et large de 12 millim. environ.

Obs. 25. — TERRIER. — *Ictère chronique; coliques hépatiques ; accès fébriles. Calcul du cholédoque. Cholédocotomie sans lithectomie* (inédite). — A. Ch..., âgée de 58 ans, entre le 6 mars 1895 à l'hôpital Bichat, dans le service de M. le professeur Terrier.

*Ses antécédents héréditaires* n'offrent rien d'intéressant. Réglée à 13 ans, régulièrement. Mariée à 19 ans, elle a eu cinq accouchements normaux : enfants morts en bas âge. Au moment de la ménopause, à 52 ans, elle a eu pendant quelques mois des métrorrhagies assez abondantes. Pas de fièvre typhoïde, ni aucune maladie infectieuse antérieure.

En 1874, elle ressent des douleurs qui siègent au creux épigastrique, sous le rebord costal droit, et s'irradient dans l'épaule du même côté. Ces douleurs, sourdes et continues, avec des crises plus douloureuses de temps en temps, ont persisté pendant huit mois. Elles ne se sont jamais accompagnées d'ictère. De 1874 à 1889, bonne santé. En août 1889, coliques hépatiques pendant un mois, sans ictère. En septembre 1893, réapparaissent de nouvelles crises, moins violentes que les précédentes. Un mois après, sans recrudescence des douleurs, débute l'ictère qui, depuis, n'a jamais disparu : il n'est sujet qu'à de légères variations d'intensité. Dès son apparition, ainsi que l'a remarqué la malade, cet ictère persistant s'est accompagné de décoloration des selles et de coloration foncée de l'urine par les pigments biliaires.

A mesure que l'ictère s'accentuait, les coliques hépatiques franches devenaient de moins en moins fréquentes. Mais la malade ressentait, et ressent encore, des douleurs presque continuelles au creux épigastrique et sous le rebord costal droit; elle souffre presque constamment, dit-elle, depuis dix-huit mois.

Un mois environ après le début de l'ictère, ont commencé des accès fébriles quotidiens, avec frissons, puis sueurs (fièvre intermittente hépatique), qui se sont renouvelés à peu près chaque soir, depuis novembre 1893 jusqu'en septembre 1894. Amaigrissement. Le poids ordinaire de 77 à 78 kilogr. avant août 1893, était de 55 kilogr. en mars 1894. Actuellement, il est de 53 kilogr. Depuis dix-huit mois, régime lacté, eau de Vichy, etc., traitements divers, sans résultat.

*État actuel.* — Ictère très prononcé. Selles quotidiennes, absolument décolorées. Urines fortement teintées par le pigment biliaire. Le foie est très augmenté de volume : son bord inférieur, nettement appréciable à la palpation, dépasse le rebord costal de 5 centim. sur la ligne axillaire antérieure, de 6 centim. sur la ligne mamelonnaire. Il traverse obliquement l'épigastre en passant à 9 centim. au-dessous de l'appendice xiphoïde, et disparaît sous les fausses côtes gauches en arrivant presque au contact de la rate elle-même très hypertrophiée. La limite supérieure de la matité hépatique correspond au cinquième espace intercostal sur la ligne mamelonnaire, et au sixième sur la ligne axillaire antérieure. La hauteur approximative du foie est ici de 13 centimètres et demi à 14 centim. sur la ligne mamelonnaire, et de 17 centim. sur la ligne axillaire antérieure.

Sur le bord tranchant du foie, un peu en dedans de la ligne verticale mamelonnaire, on sent très distinctement l'encoche qui répond à la vésicule biliaire. Mais, à ce niveau, la palpation profonde ne dénote pas trace de vésicule. Par cette palpation, on peut remarquer secondairement que le point maximum de la douleur provoquée, ou spontanément ressentie par la malade, n'est pas au niveau de cette encoche vésiculaire, mais plus près de la ligne médiane, entre cette encoche et l'ombilic.

La *rate* est très hypertrophiée. Son extrémité inférieure se sent à quatre travers de doigt au-dessous du rebord costal, arrivant ainsi jusqu'à la crête iliaque; la limite supérieure de sa matité est à 8 centim. au-dessus du rebord costal. Son bord antérieur arrive à un travers de doigt en avant de la pointe cartilagineuse de la dixième côte. Dimensions approximatives de la rate :

16 centim. de hauteur sur 15 centim. de largeur. Rien à noter dans les autres organes : poumons et cœur normaux.

*Urines :* un litre environ par jour; réaction acide; densité 1013; urée, 17 gr. en moyenne par litre; pas d'albumine, ni de sucre; pigments biliaires en abondance.

Pour se renseigner sur le fonctionnement du foie, on fait absorber à la malade, à jeun, le 15 mars, 150 gr. de sirop de sucre; recueillies séparément pendant les six heures suivantes, les urines ne contiennent pas de sucre.

La malade n'a plus de fortes poussées fébriles actuellement.

*Opération,* le 19 mars 1895, par M. F. TERRIER. — Incision verticale sur le bord externe du muscle droit. Le bord du foie, volumineux, est très abaissé. Libération de quelques adhérences de l'épiploon au bord du foie : deux ligatures à la soie sur deux points saignants de l'épiploon. La vésicule est complètement atrophiée; il est impossible de la trouver.

Le bord du foie est maintenu fortement relevé par une compresse et un écarteur, les mains d'un aide repoussent et maintiennent en bas et à gauche des anses intestinales qui tendent à faire hernie : le doigt explorateur se dirige vers le pédicule du foie. L'exploration en est d'abord négative. Mais une palpation plus prolongée entre les deux index, — l'index gauche étant placé sous le pédicule du foie, l'index droit en explorant la face antérieure — fait reconnaître dans la portion sus-duodénale une concrétion du volume d'un pois, mobile. L'hypertrophie très prononcée du foie augmente beaucoup ici la profondeur à laquelle est située cette partie du cholédoque, et en rend l'abord difficile. Le doigt, appliqué sur l'induration sentie, sert de guide à la pointe d'une aiguille de Reverdin, qui butte contre un corps dur : de cette piqûre un tampon ramène un peu de bile. Se guidant encore sur l'extrémité du doigt, une courte incision est faite en ce point : cette incision est immédiatement suivie d'une abondante hémorrhagie veineuse. Tamponnement avec une compresse maintenue quelques instants : l'hémorrhagie diminue, sans cesser. Application provisoire de deux pinces sur des points saignant plus fortement. On fait encore quelques instants de tamponnement : après quoi l'hémorrhagie est à peu près arrêtée.

Après les manœuvres ainsi nécessitées, M. Terrier recherche de nouveau le calcul préalablement reconnu, et au niveau duquel a été faite l'incision. Ce calcul, au moment où il est retrouvé, est senti fuyant sous le doigt vers la face inférieure du foie; toutes les recherches pour le ravoir restent négatives. Tamponnement serré de la plaie, très profonde et saignant encore, par une compresse entourée d'un sac de gaze stérilisée. Suture du reste de la paroi abdominale à trois étages; péritoine à la soie fine, aponévrose à la soie moyenne, peau au crin de Florence. Pansement à la gaze stérilisée, recouverte de ouate stérilisée, le tout maintenu par une bande en flanelle.

*Suites* très simples. Le soir, l'opérée est en bon état. T. : 36°,9. P. : 85. Resp. : 30. Elle a vomi deux fois dans la journée.

20 mars. Pansement; léger suintement sanguin. On enlève une petite partie de la compresse faisant tampon. Matin, T. : 37°,6; P. : 80; R. : 24. Soir, T. : 37°,8; P. : 86; R. : 24. Urines émises dans les vingt-quatre heures : 700 gr.

Le 21. Ablation de la plus grande partie du tamponnement. Gaz par l'anus. Urines : 800 grammes. Matin. T. : 37°,2; P. : 80; R. : 20. Soir. T. : 37°,1; P. : 80.

Le 22. Ablation totale de la compresse faisant tampon : on remet un peu de gaze stérilisée. Très léger suintement, de couleur jaune. Lavement : selles colorées en jaune. Urines : 900 gr., moins foncées. Température, matin : 36°,8, soir : 37°, continue à rester normale pendant toute la durée de la convalescence. L'ictère diminue.

Le 23. Ablation de la mèche et du sac de gaze stérilisée. On remet un peu de gaze stérilisée. Léger suintement jaune vert.

Le 24. Même pansement. Léger suintement jaune vert. Lavement : selles colorées en jaune. L'ictère diminue.

Le 26. Ablation des fils profonds. Lavement : selles colorées en jaune foncé.

Le 27. Léger écoulement verdâtre imbibant la gaze de drainage. Selles normalement colorées.

Le 29. Ablation des fils superficiels et de la mèche de drainage. Pansement à plat.

3 avril. Très peu de suintement.

Le 5. Légère rougeur au niveau de la fistule. Cautérisation d'un petit bourgeon charnu. Pansement à la vaseline et à la gaze stérilisées.

Le 7. Cette légère rougeur a disparu. Suintement minime. L'opérée, qui a commencé à se lever, quitte l'hôpital le 12 avril.

A sa sortie du service, on note l'état suivant : L'ictère a presque complètement disparu, il en reste à peine trace sur la partie supérieure du thorax. Les conjonctives sont blanches. La cicatrice de l'incision mesure 18 contim. Elle commence à 3 centim. au-dessous du rebord costal et est située à 11 centim. de la ligne médiane; elle est souple et solide dans toute son étendue. A trois centim. au-dessous de son extrémité supérieure, se voit un très petit orifice, reste de la fistule, qui ne donne issue qu'à un liquide faiblement coloré et en très petite quantité : le pansement est à peine souillé au bout de cinq jours. Coloration normale des selles et de l'urine; appétit et digestions excellentes. Bon sommeil. Absolument aucune douleur dans l'hypochondre.

Lors du pansement suivant (16 avril), il n'y a plus aucun suintement.

Quelque temps après son retour chez elle, l'opérée est atteinte d'une pneumonie franche aiguë; le 23 et le 24 mai, probablement sous l'influence des efforts de toux, la fistule se rouvre et il se fait par là une légère hémorrhagie; mais il ne s'écoule pas de bile par la fistule. Cette hémorrhagie, due probablement aux bourgeons charnus du trajet fistuleux, cesse rapidement sous une bonne compression. L'ictère a disparu; les selles sont colorées. Le 15 juin, revue; pas d'ictère, selles normalement colorées, mais état pulmonaire grave. Mort de pneumonie dans les derniers jours de juin.

------

**Dans les 23 observations précédentes, la lithiase est limitée au cholé-**

doque. L'opération n'a porté en rien sur les voies biliaires accessoires, vésicule et canal cystique, et s'est bornée à la cholédochotomie.

La vésicule a été 5 fois impossible à trouver (obs. 10, 13, 16, 24, 25); 13 fois impossible à délimiter, difficilement reconnue ou trouvée rétractée (obs. 1, 2, 5, 7, 8, 9, 11, 12, 15, 17, 19, 20, 21); 2 fois elle était, disent les observations, non dilatée, de dimensions moyennes (obs. 4, 22); enfin, dans 5 observations (obs. 3, 6, 14, 18, 23) son état n'est pas noté, ce qui nous fait supposer, ou bien qu'elle n'a pas été trouvée, ou qu'elle a été reconnue vide, n'ayant été l'objet d'aucun traitement spécial.

Ces 25 observations donnent en bloc 12 morts; cette proportion très élevée, de beaucoup supérieure à celle que nous trouvons dans les autres groupes de cholédochotomies, ne doit pas être considérée de prime abord comme la mortalité réelle de ce premier groupe. Dans celui-ci se rangent en effet les cas opérés dans les plus mauvaises conditions, quelquefois d'urgence et in extremis : témoins les observations 8 et 18 de Jaboulay, et l'observation 23 de Arbuthnot Lane.

Dans l'observation 8, un malade est apporté un matin d'un service de médecine, pour être opéré d'urgence : ictère aggravé depuis quelque temps, fièvre continue de 40°,5 à 41°. L'ablation d'un calcul du cholédoque et l'ouverture maintenue du canal amènent un commencement de chute de la température, mais le coma ne cesse pas. L'opéré meurt le lendemain. L'autopsie montre de l'angiocholite et de la périangiocholite suppurées, avec foyers de suppuration extra-hépatiques, déjà constatés par l'intervention, et intra-hépatiques. L'observation 18 est semblable à la précédente. De même, dans l'observation 23 de Arbuthnot Lane, une femme, ictérique depuis quatre ans, est apportée à l'hôpital en fort mauvais état, et, pendant les deux jours qui précèdent l'intervention, présente du délire presque continu et de la prostration. Pratiquées dans ces conditions, comme ressource ultime et avec un résultat presque certain d'avance, ces opérations ne peuvent rien prouver ni pour ni contre l'intervention; elles démontrent seulement, une fois de plus, le résultat irrémédiable de l'expectation indéfiniment prolongée.

Restent 9 cas de morts à examiner. 3 reconnaissent pour cause une péritonite certaine (obs. 15), ou, en l'absence d'autopsie, très probable (obs. 14 et 19). Dans l'observation 15 (Kehr), la libération de fortes adhérences entre la vésicule et le côlon transverse amène la déchirure de la séreuse du côlon sur une étendue des dimensions d'un pois; la déchirure est réparée par deux points de suture, mais les jours suivants il se fait là une perforation, avec issue de matières intestinales et péritonite suraiguë. Dans l'observation 14, Arbuthnot Lane attribue la cause de la péritonite à l'insuffisance du drainage par un tube en verre, sans tamponnement soigné de la plaie, malgré une suture imparfaite du cholédoque. Dans l'observation de Murphy (19), l'ascension progressive de la température nous fait considérer comme probable une infection péritonéale, dont le point de départ, en l'absence d'autopsie, reste douteux.

Dans les observations 10, 13 et 14, les suites opératoires ne présentent pas de signes cliniques d'infection. La seule lésion trouvée à l'autopsie consiste en une cirrhose biliaire avancée; la mort, dans ces 3 cas, paraît due réellement à l'insuffisance hépatique. Dans le cas 10 (Terrier), l'examen histologique du foie, très complètement fait, montre des lésions avancées, constituées surtout par « l'atrophie des cellules hépatiques et la sclérose du tissu conjonctif intercellulaire, ayant débuté par les voies biliaires elles-mêmes sclérosées ». Le foie, dit l'observation 13 (Doyen), était atteint de cirrhose biliaire, et la mort est survenue certainement par insuffisance de la fonction hépatique. De même que la précédente, l'observation 24 (Duplay) mentionne cette cause de mort.

L'observation 20 (Quénu) est très intéressante. Les voies biliaires, depuis le cholédoque jusqu'aux canalicules biliaires, y compris la vésicule très petite et le cystique perméable, sont trouvées, à l'autopsie, obturées sur toute leur étendue par du sang coagulé. Cette hémorrhagie intra-canaliculaire, qui s'est traduite au début par la présence d'une petite quantité de sang dans les vomissements et dans le pansement, a causé une rétention biliaire absolue, et l'opérée est morte avec tous les signes de la cholémie. C'est là le seul cas mortel que nous ayons trouvé dû à cet accident; mais dans quelques observations, il est probable que cette hémorrhagie dans l'intérieur du cholédoque a existé à un faible degré, se faisant soupçonner par des accidents de réobstruction passagère du cholédoque, ou se démontrant par un écoulement sanguin par la vésicule, lorsque celle-ci a pu être utilisée pour une cholécystostomie complémentaire, fort utile en pareil cas.

Sur les 2 derniers cas de mort nous ne possédons pas de renseignements suffisants. L'observation de Billroth, dont nous n'avons pu trouver qu'un très court compte rendu et qui est peut-être une cholédocostomie plutôt qu'une cholédocotomie proprement dite, est muette à cet égard. Pour l'observation 5 de Vander Veer, en l'absence d'autopsie, les renseignements cliniques sur les suites opératoires sont eux-mêmes tout à fait insuffisants; la marche de la température n'y est pas notée.

Les 12 cas de mort se répartissent donc ainsi : opérés in extremis, 3; infection péritonéale, 3; insuffisance hépatique, 3; hémorrhagie intra-canaliculaire, 1; cause inconnue 2.

§ II. — **Cholédocotomies associées à des interventions sur la vésicule.**

#### *a*) Cholédocotomies avec cholécystectomies.

Obs. 26. — Kummel (de Hambourg). — *Calculs de la vésicule et calcul du cholédoque. Cholécystectomie et cholédocotomie. Mort Deuts. medicin. Woch.*, 1890, n° 12, p. 237 ; traduite in extenso in : Terrier. *Revue de chirugie*, nov. 1892 et complétée par une communication personnelle du 28 mai 1895. — Femme H..., 45 ans, souffrant depuis de longues années de violentes coliques hépatiques à répétition fréquente.

Ictère très prononcé depuis quelques semaines ; douleurs dans la région de la vésicule biliaire. L'ictère et les autres troubles de stase biliaire consécutifs à l'occlusion du cholédoque, qui deviennent de plus en plus fréquents, nécessitèrent une intervention chirurgicale.

*Opération*, le 6 février 1884. Le ventre ouvert, on eut toutes les peines du monde à trouver la vésicule. Elle était petite, rétractée, entièrement soudée par des adhérences fibreuses très solides à la face inférieure du foie, dont le bord la cachait presque complètement. Elle contenait deux calculs : l'un, volumineux, des dimensions d'une grosse noix, l'autre, petit. Libération très pénible de cette vésicule, et cholécystectomie. (C'était au temps, dit M. Kümmel, où l'ablation totale de la vésicule était considérée comme une bonne opération.) Cette opération fut très difficile. Après que la vésicule biliaire eut été enlevée, on découvrit que le cholédoque contenait encore un calcul volumineux, analogue au premier. Incision du cholédoque : extraction du calcul. Le canal était très dilaté, et ses dimensions à ce niveau étaient celles d'une vésicule biliaire normale. Fermeture de l'incision du cholédoque par une suture continue au catgut.

L'opération dura longtemps, et la malade tomba dans le collapsus, auquel elle succomba vingt heures après l'opération.

Obs. 27. — Rehn. — *Calculs de la vésicule et du cholédoque. Cholédocotomie; cholécystectomie. Guérison. Verhandl. d. deutschen Gesellschaft f. Chir.* 20e Congrès, avril 1891, p. 143-148. Traduction in extenso in : Terrier, *loc. cit.,* p. 912 (résumée). — Femme, 43 ans. Depuis plusieurs années coliques hépatiques de plus en plus fréquentes, accompagnées d'ictère. Cet ictère a commencé à disparaître pendant ces derniers mois.

*État actuel.* — Pas d'ictère. Foie augmenté de volume. Dans la région de la vésicule, tumeur dépassant un peu le bord inférieur du foie.

*Opération*, 10 mars 1891. — Incision parallèle au rebord costal droit. Vésicule biliaire recouverte par l'épiploon adhérent ; paroi épaissie : libération de la vésicule. Dans le cholédoque, on sent des calculs : incision, ablation de 4 calculs. Cathétérisme du cholédoque, suture de l'incision ; ligature du canal cystique et cholécystectomie : la vésicule contient plusieurs calculs qui se prolongeaient jusqu'à l'entrée du cystique. Aucun drainage.

*Guérison*. Complète au vingt-troisième jour. ·

Revue un an après. Guérison se maintient complète.

OBS. 28. — ROBERT ABBE (de New-York). — *Calculs de la vésicule biliaire, et des canaux cystique, hépatique et cholédoque. Cholédocotomie et cholécystectomie. Guérison. New-York medical Journal*, 30 janvier 1892, p. 121-2 (traduction in extenso). — A. C..., âgée de 36 ans, jouissait d'une excellente santé jusqu'à il y a deux ans et demi, époque à laquelle elle fut atteinte pour la première fois de colique hépatique, suivie d'ictère. Les douleurs de colique hépatique s'apaisèrent rapidement, mais l'ictère augmentait, et, pendant toute cette période, n'a varié que pour s'accentuer. Parfois la malade semblait presque noire, selon son expression. Elle continuait cependant son travail de couturière. Mais elle maigrissait, et actuellement son poids a diminué de trente livres. Depuis le premier accès, elle a de fréquentes indigestions et des vomissements ; jamais elle n'a vomi de sang. Ses selles sont argileuses, et son urine a la couleur du stout. Il y a deux mois, est survenu un autre accès de coliques hépatiques, qu'elle décrit comme « terrible », et qui s'est apaisé au bout d'une semaine ; en même temps elle était sujette à des crises nerveuses, survenant de temps en temps, ressemblant au « petit mal », et s'accompagnant de perte de connaissance pendant quelques instants.

Actuellement, coloration ictérique très prononcée de la peau de la face et du corps, et des membranes muqueuses. Son teint, du fait de la pigmentation prolongée, est plutôt vert noirâtre que jaune. Le foie est très augmenté de volume, et descend jusqu'à deux pouces (cinq centimètres) au-dessous du rebord costal. Profondément on peut sentir une tuméfaction siégeant au voisinage du pylore, tuméfaction dure qui donne l'impression d'un néoplasme malin ou d'un noyau inflammatoire. La palpation de cette région déterminait constamment, chez cette malade, des attaques semi-épileptiques, semi-hystériques : gémissements d'abord, puis perte de connaissance, et contractions musculaires.

L'état général était tout à fait mauvais. L'urine contenait 5 p. 100 d'albumine, et des cylindres hyalins. Après consultation avec mes collègues, je pratiquai l'*opération* le 13 avril 1891. Anesthésie à l'éther. Incision verticale (au niveau de la vésicule biliaire). Les adhérences de l'estomac à la vésicule biliaire et au foie masquaient la région : ces adhérences sont libérées par une dissection soigneuse. On peut alors sentir plusieurs calculs de moyen volume dans la vésicule biliaire, qui est plutôt petite (a rather small gall-bladder), ainsi que dans le canal cystique ; on sent aussi un autre calcul, gros comme une noix, plus loin, dans le canal cholédoque. Ouverture de la vésicule : il s'en écoule un peu de bile visqueuse. Ablation des calculs de la vésicule : il est nécessaire d'inciser le canal cystique pour en extraire d'autres calculs.

Aucune manœuvre ne réussit pour enlever le plus gros calcul siégeant dans le cholédoque. C'est en vain que j'essaie de l'écraser de l'extérieur. Alors j'incise la paroi du cholédoque, en prolongeant l'incision de la vésicule biliaire et du canal cystique : je trouve le gros calcul enclavé entre deux rétrécissements du cholédoque. Il en est enlevé, et une bougie est facilement passée jusque dans l'intestin. Sutures de l'incision du cholédoque avec la soie noire la plus fine.

J'enlève ensuite la vésicule biliaire et le canal cystique en totalité, ne laissant que le canal hépatique largement dilaté, dans lequel le doigt s'introduit facilement, et d'où j'avais enlevé d'autres calculs.

Le foie engorgé versait de grandes quantités de bile saine, pendant mes manipulations. Pour guider cet écoulement, j'introduisis un drain de caoutchouc dans le canal hépatique, le poussant de bas en haut, à une petite distance vers le foie. Par-dessus ce drain, j'en passais un second, plus gros, qui se terminait à la jonction des deux canaux, et que j'entourais d'un petit tamponnement de gaze iodoformée. Mon but était d'amener d'abord la totalité de la bile à l'extérieur par la plaie abdominale, puis, au bout de quelques jours, d'enlever le petit drain intérieur, de ne laisser en place que le plus gros pour drainer seulement le foyer opératoire, permettant ainsi à la bile de cheminer librement dans le cholédoque, aussitôt que le gonflement des parois de celui-ci serait diminué.

Ce dispositif réussit à merveille, et il s'écoula pendant les deux premiers jours des quantités surprenantes de bile. L'ictère diminua rapidement ; l'urine devint immédiatement plus claire. Le deuxième et le troisième jour, la malade fut purgée avec les sels de Sedlitz. A la fin de la semaine survint un point de pleurésie sèche, qui guérit lentement. Les selles furent colorées pour la première fois au neuvième jour. Une semaine plus tard, la malade eut un abcès du dos, sans cause apparente : de ce fait la convalescence fut retardée.

Au bout de quatre semaines, la malade s'asseyait, mangeait bien. L'ictère était en voie de disparition, mais la peau restait bronzée par la pigmentation. Il ne restait qu'une fistule biliaire, par laquelle s'écoulait la plus grande partie de la bile. La coloration des selles me prouvant suffisamment le passage de la bile dans l'intestin, je me décidai à fermer cette fistule : cette fermeture immédiate et complète fut suivie de guérison.

Dans la cinquième semaine, la bile suivait sa route normale ; la guérison était complète. Seule la pigmentation de la peau ne disparaissait que lentement.

Cette femme a repris son travail pendant l'été suivant : sa santé est actuellement parfaite et son teint absolument normal.

Obs. 29. — Roux (de Lausanne). — *Calculs du cholédoque ; coliques hépatiques à répétition ; rétention biliaire incomplète. Impaludisme. Cholédocotomie. Guérison.* Observation indiquée dans Martig, thèse Bâle, 1893, déjà citée (relation inédite). — Femme, 46 ans ; née en Suisse, mais ayant passé une bonne partie de son existence en Asie-Mineure et au Mexique, d'où elle rapporte, avec ses crises hépatiques, un notable engorgement du foie et de la rate, attribué en grande partie à la fièvre intermittente.

Elle souffre depuis plusieurs années de crises hépatiques très douloureuses, pendant lesquelles la jaunisse apparaît assez régulièrement, sans être jamais intense ni de longue durée ; par contre, le frisson et la fièvre, ainsi que la périodicité de retour (pendant plusieurs jours) d'une partie des symptômes, sont à mettre sur le compte de l'impaludisme. Les selles sont ordinairement colorées ; l'ictère manque dans les intervalles des crises, et, même dans les crises, quoique franc, il n'est pas très intense. A ce moment, les selles plus pâles, ne sont cependant pas absolument grises. C'est au cours d'une mauvaise série de semaines impaludo-calculeuses, pendant lesquelles les troubles gastriques jouaient le premier rôle, que la malade se décide à réclamer l'intervention chirurgicale.

Fort grasse, elle avait des parois abdominales de grande épaisseur, et M. Roux ne se rappelle pas beaucoup d'opérations aussi désagréables, à cause de la profondeur du champ opératoire.

*Opération*, le 16 juin 1891. — Incision au bord externe du muscle droit. La vésicule biliaire est ratatinée, adhérente partout, et c'est en loques qu'on l'attire dans l'incision ; il était impossible, malgré son volume pas plus gros que le doigt, et à cause de la rigidité et de la friabilité de ses parois, de dire s'il y avait ou non des calculs à l'intérieur, avant d'en avoir fait l'incision. On la trouve vide.

Dans le canal cystique et dans le canal hépatique, rien. Dans le cholédoque, près de son embouchure, est une série de calculs gros comme le bout du doigt, à arêtes vives, qu'on essaye en vain de pousser en avant ou en arrière, ou bien d'écraser simplement.

Ces essais, du reste, ne sont pas poussés trop loin, car les arêtes vives font craindre pour la paroi. Au-dessus et au-dessous, les dites parois ne semblent pas avoir leur souplesse normale, ce qu'explique l'enclavement de vieille date des calculs. M. Roux fait une petite boutonnière longitudinale, par laquelle il extrait, avec assez de peine, quatre calculs de même grandeur. Leur forme tétraédrique explique l'intensité des douleurs dans les crises, et l'occlusion incomplète du canal. On ferme ensuite l'incision du cholédoque : suture de la muqueuse au catgut, suture de la fibro-séreuse à la soie fine. La vésicule, trop friable pour qu'on puisse la recoudre ou en tirer parti, est excisée en totalité ; par contre, suture du canal cystique, moins friable, et invagination de sa muqueuse. Drain et tamponnement à la gaze iodoformée.

Après le premier pansement et pour quelques jours, écoulement de bile en petite quantité. Selles colorées. Dans la seconde semaine, violent accès de fièvre intermittente, coupé par des doses massives de quinine.

Dès lors, il n'y a plus de crises hépatiques : par contre, çà et là, des accès de fièvre que la quinine arrête et qui conservent leur périodicité. La malade en a eu à l'occasion de l'influenza, d'une bronchite, etc..., malgré plusieurs cures d'arsenic assez énergiques.

En somme, l'opérée est actuellement (18 mai 1895) très satisfaite du résultat de l'intervention, malgré une hernie, du volume d'un œuf, qui s'est développée dans la cicatrice (drain, tampon) et qu'elle-même ne parvient pas à reconnaître comme telle, grâce à l'abondant pannicule adipeux qu'elle a conservé.

J.                                                                                          4

Obs. 80. — Studsgaard (de Copenhague). — *Coliques hépatiques très fréquentes avec ictère. Calcul du cholédoque. Cholédocotomie. Guérison.* Communiquée par Terrier à la *Société de chirurgie de Paris*, séance du 28 décembre 1892. — S. C..., femme mariée, 67 ans, entre à l'hôpital communal le 26 mai 1892 ; sortie le 1er juillet 1892.

La malade a souffert pendant une année de douleurs violentes et continuelles dans la région hypochondriaque droite ; très souvent des attaques caractérisées par des coliques hépatiques, par l'ictère et accompagnées par des vomissements ; le repos, la morphine calmaient les attaques qui cependant récidivaient toutes les deux ou trois semaines ; on n'a jamais constaté de calculs biliaires dans les selles toujours normales.

A l'entrée à l'hôpital, la malade, qui vient de subir une attaque, est très fatiguée et très émaciée ; la peau et les sclérotiques sont jaunes ; elle n'accuse aucune douleur par la pression sur la région du foie ; rien de particulier par la palpation de l'abdomen, l'urine est normale, pas de réaction de la bile. Sous le sommeil anesthésique on constate que le bord du foie atteint presque la ligne transversale de l'ombilic ; la surface du foie est lisse, le bord un peu épaissi suit une ligne dirigée de bas en haut et de droite à gauche.

*Opération*, le 3 juin 1892. — Une incision de 15 centim. de longueur, du bout de la huitième côte, verticale, traverse toute la paroi de l'abdomen : la plaie est maintenue béante par des écarteurs ; le bord du foie est soulevé, puis on le fait sortir de la plaie même à l'aide d'un fil fort et épais qui traverse la substance du foie à une distance de 5 à 6 centim. du bord libre ; on arrive par ce procédé à découvrir la vésicule biliaire grosse comme une noix et située derrière et au-dessous du bord du foie ; elle est reliée par des adhérences assez dures et résistantes au foie, au côlon transverse et au duodénum ; la vésicule, libérée avec beaucoup de précaution de ces organes, fut incisée ; on n'y trouva que de la mucosité noirâtre et pas de calcul : l'orifice du canal cystique paraît tout à fait fermé. La vésicule très facilement déchirable fut enlevée et ses débris encore restant cautérisés avec le cautère de Paquelin.

Au moment où on était arrivé à libérer la vésicule biliaire des organes environnants et adhérents, on avait aussi réussi à découvrir le canal cholédoque qui se présentait sous forme cylindrique et d'une grosseur d'un doigt. En examinant alors le canal cholédoque par la palpation, on constate avec la plus grande facilité un calcul mobile dans le canal distendu par du liquide ; on peut faire monter et descendre (faire marcher, mouvementer) le calcul dans le canal ; celui-ci fut donc ouvert par une petite incision longitudinale, et le calcul, de la grosseur d'une amande, fut extrait. Après cela on ne put par le doigt et par le stylet constater la présence d'autres calculs dans le canal ; l'incision du canal fut fermée par des sutures en soie (Lembert), placées en deux plans. Pendant toute l'opération la cavité du péritoine avait été protégée à l'aide de compresses (petites serviettes de gaze), de telle façon que ni le mucus de la vésicule, ni la bile du canal cholédoque ouvert ne puissent pénétrer au delà des compresses.

Lavage à l'eau boriquée ; la grande plaie fut fermée complètement. On n'introduisit qu'une longue mèche de gaze iodoformée entre deux sutures jusqu'au niveau des parties de la vésicule cautérisée.

Après l'opération, aucun accident; la température fut toujours normale. Le 8 juillet, on changea la mèche; sortie d'un peu de liquide coloré de bile. Le 16 juillet, sécrétion minimum colorée de bile; la profondeur de la plaie n'est que de 2 centim. Le 23 juillet, l'ictère de la peau et des sclérotiques a disparu, la plaie est complètement fermée; la malade se lève. Depuis elle a joui d'une santé parfaite, plus de coliques ni de douleurs.

OBS. 31. — HANS KEHR. — *Ictère chronique. Calculs du cholédoque. Cholécystectomie et cholédocotomie. Guérison temporaire.* (Cette observation est complétée par l'observation 70 : récidive. *Calcul enclavé dans le cholédoque; seconde cholédocotomie. Guérison. Berlin. Klinisch. Wochenschrift*, 16 janvier 1893, p. 69), (traduction in extenso). — Femme W..., 50 ans, d'Halberstadt; entrée le 11 octobre 1892; envoyée par le Dr Crohn, pour être opérée.

La malade, mère de treize enfants, est lithiasique depuis quatre ans; elle ressent presque tous les soirs des douleurs ressemblant à des crampes d'estomac. Pendant l'été de 1891, ictère très prononcé. Le traitement par les eaux de Carlsbad reste sans résultat; les douleurs et l'ictère continuent à s'accentuer. A la maison de santé Salvator, à Halberstadt, où l'avait envoyée son médecin traitant, pour qu'elle y fût opérée, on a continué ce traitement par les sels de Carlsbad. On retardait l'opération parce qu'on pensait qu'il s'agissait d'un carcinome du foie. En effet, l'état dans lequel un an plus tard je vis cette malade, faisait tout d'abord penser à un carcinome : hypertrophie surtout accusée du lobe droit du foie, moins prononcée sur le lobe gauche; bord inférieur du foie très perceptible; consistance du foie, assez dure; à la palpation, la face antérieure du foie paraissait inégale, bosselée. Cette irrégularité de la face antérieure du foie avait amené le médecin traitant au diagnostic de carcinome. J'avais plutôt l'impression qu'il s'agissait là d'un foie profondément altéré par la rétention biliaire prolongée. Quoiqu'ayant perdu beaucoup de son poids 20 livres environ) dans le courant de la dernière année, cette femme n'était pas cachectique. Elle n'avait pas d'ascite. A remarquer dans l'histoire de la maladie, qu'il y a neuf mois environ s'était produite une brusque diminution passagère de l'ictère, avec recoloration normale des matières fécales, mais sans atténuation du prurit toujours insupportable. Pensant qu'une opération seule pouvait amener la guérison, je la proposai à la malade : elle y consentit volontiers.

Mon *diagnostic* était : lithiase biliaire. L'hypertrophie du foie et le prurit insupportable me faisaient penser à un obstacle siégeant sur le cholédoque : était-ce un calcul resté enclavé, ou une oblitération par adhérences ? Sur ce point je restais indécis. L'ancienneté et la longue persistance des douleurs me faisaient prévoir que je rencontrerais de nombreuses adhérences.

*Opération*, le 12 octobre 1892. — Longue incision sur le muscle droit. Le lobe droit du foie présente la déformation qu'a décrite Riedel; l'épiploon adhère intimement au bord inférieur du foie ; à grand'peine je parviens jusqu'à la vésicule biliaire assez petite et épaissie.

Libération très difficile des adhérences de la vésicule avec le duodénum ? je rencontre ainsi un cordon assez résistant, qui unit étroitement le duodénum au col de la vésicule ; la section de cette adhérence aux ciseaux produit deux ouvertures, l'une dans le duodénum et l'autre dans la vésicule : je m'aperçois ainsi, mais trop tard, que je viens de sectionner une fistule cholécysto-duodénale. L'ouverture de la vésicule biliaire est provisoirement oblitérée avec de la gaze stérilisée ; celle du duodénum est fermée par une double rangée de sutures, à la Czerny. L'orifice fait à la vésicule ne pouvait être ni suturé, parce que sa paroi était trop friable, ni utilisé pour l'établissement d'une fistule cutanée, parce qu'il siégeait trop haut vers le col. Il ne me restait donc qu'à lier le cystique et à enlever la vésicule.

Jusqu'au moment de l'opération, je supposais que les adhérences étaient la cause des troubles dont se plaignait la malade. Je pensais devoir quand même réexaminer le cholédoque : j'y trouve, près du duodénum, deux gros calculs. Incision du cholédoque sur les calculs ; extraction de ceux-ci. En introduisant le doigt, je peux m'assurer qu'il ne reste aucun autre calcul dans ce canal extraordinairement dilaté. Une grosse sonde pénètre librement dans le duodénum. Il ne me reste qu'à suturer l'ouverture du cholédoque.

En passant le dernier point de suture, je blesse un rameau assez important de la veine porte. Je cherche à le lier, mais les fils glissent toujours ; j'en fais la ligature par le procédé de Schede ; l'hémorrhagie continue avec la même abondance. Il ne me reste donc qu'à laisser deux pinces à demeure. Je les entoure de gaze stérilisée, pour protéger surtout le duodénum voisin, et je les amène entre les lèvres de la plaie abdominale.

L'opération a duré trois heures environ. Les suites ne sont pas absolument apyrétiques, à cause d'une pneumonie du lobe inférieur droit ; mais il n'y a pas la moindre réaction péritonéale. Les anciennes douleurs cessent, le prurit disparaît. La première selle est normalement colorée. La bile s'écoule donc normalement dans le duodénum. Les pinces ne sont enlevées que le cinquième jour : je voulais me mettre complètement à l'abri d'une nouvelle hémorrhagie. Le quatorzième jour la malade se lève, et quatre semaines après l'opération elle quitte la clinique. Son appétit est devenu excellent : dans l'espace d'un mois elle a gagné dix livres. Quelques jours après sa sortie, elle a un point de pleurésie, rapidement guérie, du côté droit. La fistule, qui depuis huit jours déjà était fermée, se rouvre et laisse écouler une petite quantité de bile.

Le 1ᵉʳ décembre 1892, je revois de nouveau la malade dans ma clinique et je dilate le trajet fistuleux avec une lanière. Il se forma ainsi une petite cavité aboutissant au cholédoque par où s'écoule de la bile. Toutefois la plus grande partie de celle-ci passe dans le duodénum, puisque les matières sont fortement colorées en brun. Je ne peux nullement m'étonner que la suture du cholédoque imparfaitement pratiquée à cause de l'hémorrhagie, ait manqué en partie. Je ne m'inquiète pas d'ailleurs de cette ouverture du cholédoque, parce que j'ai

— 53 —

la conviction qu'elle se fermera spontanément. S'il n'en était pas ainsi d'ici à quelques semaines, j'aviverais cette plaie du cholédoque et je la suturerais de nouveau. (Voir obs. 70.)

OBS. 32. — MICHAUX. *Calculs de la vésicule biliaire et du cholédoque. Cholécystectomie et cholédocotomie. Mort.* Communication à la *Société de chirurgie de Paris,* séance du 1er mai 1895. — Femme H..., entrée en septembre 1894, à l'hôpital Beaujon, dans le service de M. le Dr Labbé, pour des accidents d'ictère persistant et un amaigrissement assez marqué.

L'âge de la malade et cet amaigrissement me faisaient incliner vers l'idée d'un cancer obstruant le cholédoque.

Le 14 septembre 1894, je fais la laparotomie. Je trouve une petite vésicule atrophiée, remplie de calculs. Je l'extirpe facilement, et, en poussant la libération du canal cystique, je m'aperçois qu'il y a un calcul dans le cholédoque. J'essaye de le broyer avec les doigts, ou de le faire cheminer ; je ne puis y arriver. J'incise le cholédoque, et je parviens à extraire le calcul. Je fais le cathétérisme des voies biliaires : une sonde métallique et une sonde en gomme me démontrent qu'il n'y a plus rien. Je ferme la plaie cholédoquienne par quatre ou cinq points de suture (soie). Tamponnement iodoformé. Gros drainage abdominal.

La malade va assez bien le lendemain ; je la crois hors d'affaire. Mais le soir elle baisse rapidement et succombe au bout de quarante-huit heures, sans péritonite, ni septicémie.

OBS. 33. — MICHAUX. *Ictère chronique : calcul du cystique et calculs du cholédoque. Cholécystectomie et cholédocotomie. Guérison.* Communication à la *Société de chirurgie de Paris,* séance du 1er mai 1895. — Femme, 73 ans, Adèle Sch..., entrée à l'hôpital Beaujon dans le service de M. le Dr Fernet, en octobre 1894, pour une tuméfaction marquée de l'hypochondre droit au-dessous des fausses côtes, et un ictère prononcé qui dure depuis huit ou dix mois. Un mois de traitement médical sans grand succès. Nous croyons à une distension lithiasique de la vésicule, avec réserves sur le foie.

Le 23 novembre 1894, je pratique la laparotomie. Incision sur le bord externe du muscle droit, depuis la base du thorax jusqu'au-dessous du niveau de l'ombilic.

L'exploration nous montre que la vésicule est à peine plus volumineuse qu'à l'état normal, et que c'est le foie déformé par le corset qui fait la grosse saillie que l'on sentait déborder les fausses côtes.

Il n'y a de calcul qu'à la base de la vésicule, dans le canal cystique. Le foie relevé par un aide, je pratique la cholécystectomie ; la vésicule est si mince que malgré toutes mes précautions elle se déchire pendant son décollement. Il s'écoule un peu de bile, mais la cavité péritonéale est bien garnie d'éponges ; je peux terminer le décollement avec les ciseaux.

Le calcul est bien dans le canal cystique ; mais il y en a un autre dans le cholédoque. Je les attire bien avec la main gauche, les doigts en dessous, le pouce en dessus ; mais, si je lie, je sens que je vais lier le cholédoque, peut-être complètement. Alors je me décide à inciser le cholédoque sur une longueur de 1 centim. 5 environ, et, par cette incision, je parviens, non sans peine, à extraire deux calculs assez mous à la surface et du volume d'une grosse noisette. La sonde métallique, puis le doigt, pénètrent dans le canal qui admet facilement l'index. La sonde descend facilement à 7 ou 8 centim. de profondeur vers le duodénum ; nous sommes bien dans le canal cholédoque.

La pince-clamp mise sur le canal cystique est remplacée par une double ligature, suivant mon habitude. Je place près du cholédoque un très gros cat-gut double, et au delà je fais une ligature avec une grosse soie plate qui entoure deux fois le canal. Le moignon vésiculaire est coupé au thermocautère et soigneusement cautérisé, puis désinfecté.

Je m'occupe ensuite du canal cholédoque ; le maintenant bien soulevé pour diminuer l'afflux biliaire qui n'est pas trop abondant, je saisis les deux lèvres de l'incision, et les rapproche par huit à dix points de suture de Lembert à la soie fine ; ces points sont très rapprochés les uns des autres.

Un gros drain taillé en bec de flûte très allongé est disposé au-dessus du cholédoque et du cystique lié ; au delà, les éponges qui protégeaient la cavité péritonéale sont remplacées par de fortes mèches plates de gaze iodoformée, qui forment un véritable entonnoir allant du foyer opératoire à l'incision abdominale que je referme en partie par un double plan de sutures, ménageant à sa partie moyenne un large écoulement pour l'issue des liquides, des mèches et du drain. Pansement iodoformé.

L'opération faite avec l'aide de mon ami M. Pauchet, interne du service, a duré une heure un quart, tout compris ; elle a été très laborieuse ; grâce aux éponges soigneusement disposées, je ne crois pas que la cavité péritonéale ait été souillée par la bile.

La malade est reportée dans son lit, soigneusement réchauffée, et remontée ; les premiers jours elle est un peu déprimée, mais il n'y a pas de réaction péritonéale : les suites sont bonnes, sans fièvre. Au bout de deux jours, la bile s'écoule au dehors, facilement grâce à notre drainage ; cet écoulement persiste pendant quinze jours à trois semaines, puis disparaît peu à peu. La malade se remonte, engraisse ; elle nous quitte au bout de deux mois dans un état absolument florissant.

OBS. 34. — SCHWARTZ. *Lithiase biliaire. Coliques hépatiques à répétition. Ictère chronique. Calculs du cholédoque. Cholédocotomie et cholécystectomie. Mort.* Communication à la *Société de Chirurgie*, 15 mai 1895 (relation inédite). — Femme A. C..., 53 ans, entrée le 11 avril 1895, à l'hôpital Cochin, service de M. le Dr Schwartz.

Rien d'intéressant à signaler dans ses antécédents héréditaires. Antécédents personnels : fièvre typhoïde à 19 ans ; réglée à 16 ans, régulièrement. Ménopause à 48 ans. Elle a eu trois enfants, actuellement bien portants.

Il y a huit ans, après plusieurs jours de troubles digestifs, sont survenues de vives douleurs dans l'hypochondre droit. Ces douleurs ont persisté d'une façon continue pendant trois mois, mais elles n'ont été réellement intolérables que pendant les deux jours du début. Elles ne se sont pas accompagnées d'ictère. Depuis ces premiers accidents, la malade a eu fréquemment des crises de coliques hépatiques avec rétention biliaire. Amaigrissement.

*État actuel.* — Ictère chronique. Selles décolorées. Douleurs dans l'hypochondre droit. Inappétence. Le foie ne paraît pas très augmenté de volume ; son bord inférieur descend au niveau de la neuvième côte. La vésicule biliaire n'est pas perceptible à la palpation. L'estomac semble dilaté. Pigments biliaires dans l'urine. Poussées fébriles : tous les deux jours environ, la malade a un accès fébrile avec frissons et élévation de la température à 39°,2 ou 39°,5 (fièvre intermittente hépatique).

*Opération*, le 8 mai 1895. — Incision sur le bord externe du muscle droit. La vésicule biliaire est cachée sous le rebord inférieur du foie, et entre la paroi de la vésicule et le foie on constate l'existence d'un petit abcès. La vésicule est fixée par des adhérences nombreuses, longues à détacher. Dans le canal cholédoque se trouve un gros calcul cylindrique, gros environ comme l'extrémité du petit doigt, et que l'on extrait après incision du canal. On en fait sortir encore quatre calculs de dimensions plus petites, puis on suture la paroi du cholédoque. On excise ensuite la vésicule en liant le pédicule cystique avec deux fils de soie et de catgut. Thermo-cautérisation du moignon cystique. Drainage par trois mèches de gaze iodoformée et un très gros drain. Sutures de la paroi. Durée totale de l'opération : une heure cinq minutes.

*Suites.* — Le 9 mai, au matin, pouls rapide, incomptable ; la température ne dépasse pas 38°. Délire tranquille. Mort le 10 mai à 8 heures du matin ; la température ne s'est pas élevée au-dessus de 38°.

*Autopsie.* — A l'ouverture de l'abdomen, on constate, du côté droit, un épanchement de bile pouvant être évalué à 500 grammes environ ; le liquide a fusé, en bas, jusque dans la fosse iliaque ; en haut, il s'insinue entre le bord postérieur du foie et le diaphragme. Le péritoine ne présente ni lésions suppurées, ni congestion. Aucun des fils appliqués sur le cholédoque n'a lâché. Le foie est de volume normal : sa consistance est dure, et à la coupe il présente des lésions de cirrhose.

---

Dans ces neuf observations, la vésicule biliaire est incisée, débarrassée ou non de calculs, et extirpée soit avant, soit après la cholédocotomie. Le plus souvent elle est réduite à un très petit volume (obs. 26, 28, 29, 30, 31, 32) ; dans l'observation 34, elle est au-dessous de la moyenne, et cachée sous le bord du foie ; dans l'observation 33, elle est mentionnée à peine plus volumineuse qu'à l'état normal. Il est à remarquer que dans les observations 29, 30 et 31, elle ne contient pas de calculs, et qu'aucune des observations ne la donne comme suppurée : seule l'observation 34 mentionne l'existence d'un petit abcès entre la paroi de la vésicule et le foie.

Il est surtout intéressant de voir les façons différentes dont cette extirpation de la vésicule a été unie à l'extraction des calculs du cholédoque.

Dans un premier ordre de faits, on croit d'abord la lithiase limitée à la vésicule ou au canal cystique ; ce diagnostic décide à la cholécystectomie : on libère la vésicule, et soit après son extirpation faite, soit en poussant la libération du cystique, on découvre l'obstruction calculeuse du cholédoque. Ainsi, dans l'observation de Kümmel et dans celle de Studsgaard, c'est après cholécystectomie terminée, qu'on trouve et qu'on enlève les calculs du cholédoque. Dans le cas de Rehn, dans les deux opérations de M. Michaux, et dans celle de M. Schwartz, c'est pendant la libération du canal cystique qu'on reconnaît le calcul du cholédoque : on pratique alors la cholédocotomie, et l'on finit en sectionnant le moignon cystique. L'opération se fait dans l'ordre suivant : 1° décollement de la vésicule et libération du canal cystique, qui guide vers le cholédoque ; 2° cholédocotomie ; 3° section du moignon cystique et ablation de la vésicule.

Dans sa communication à la Société de chirurgie, M. Michaux insistait sur l'utilité de cette libération de la vésicule et du cystique conduisant naturellement vers le cholédoque, de cette cholécystectomie-guide : nous reviendrons sur ce point en étudiant le manuel opératoire.

Dans les faits précédents, la cholécystectomie a été décidée comme une opération utile, soit contre la lithiase de la vésicule et du cystique, soit comme guide vers le cholédoque. Au contraire, dans les deux observations suivantes, Roux et Kehr ne s'y sont décidés que comme opération de nécessité, comme pis-aller. « La vésicule, dit l'observation 29, trop friable pour qu'on puisse la recoudre ou en tirer parti, est excisée en totalité. »

Pendant la libération d'adhérences au duodénum, Kehr (34) sectionne une fistule cholécysto-duodénale. « L'orifice fait à la vésicule ne pouvait être ni suturé, parce que sa paroi était trop friable, ni utilisé pour l'établissement d'une fistule cutanée, parce qu'il siégeait trop haut vers le col. Il ne me restait donc qu'à lier le cystique et à enlever la vésicule. » Seul le mauvais état des parois de la vésicule, ne permettant ni une simple fermeture, ni un abouchement à la peau, ou décide ici l'ablation.

Il nous reste à voir la cause des trois morts que nous notons dans ce groupe d'observations. La première opérée de Kümmel est morte dans le collapsus, vingt heures après l'opération ; celle-ci avait été longue, à cause de grandes difficultés dans la libération de la vésicule. C'était au temps, dit Kümmel, où l'ablation totale de la vésicule était considérée comme une bonne opération : ce qui implique l'idée qu'actuellement, dans les mêmes circonstances, et le calcul du cholédoque reconnu, il ne ferait pas cette cholécystectomie. Dans l'observation 33 de M. Michaux, il s'agit d'une femme âgée (68 ans), affaiblie ; la vésicule est facilement extirpée ; mais le lendemain soir, l'opérée baisse rapidement et meurt au bout de quarante-huit heures, sans péritonite, ni septicémie. Il est probable que cette femme avait des lésions hépatiques avancées ; mais seul l'examen du foie pourrait nous éclairer, sur ce point, d'une façon précise. Enfin, dans l'observation 34, la température ne dépasse pas 38°, et, à l'autopsie, le péritoine est trouvé normal ; mais on constate dans l'abdomen un épanchement de 500 gr. de bile environ. Cet épanchement de bile, sûrement septique (fièvre intermittente hépatique), s'est produit malgré le drainage et un tamponnement iodoformé.

## b. — CHOLÉDOCOTOMIES AVEC CHOLÉCYSTOTOMIES

OBS. 35. — HEUSSNER. — *Calculs du cholédoque et de la vésicule. Cholédocotomie ; cholécystotomie idéale. Guérison.* TH. VOIGT. *Deutsch. medicin. Wochenschrift*, 1890, n° 34, p. 766, cas VII. Traduction in extenso, in TERRIER. *Loc. citato*, p. 902 (résumée). — Femme, 38 ans. Depuis 23 ans, coliques hépatiques de plus en plus violentes, devenues intolérables depuis un an. Ictère à plusieurs reprises. Depuis six semaines, douleurs continuelles. Amaigrissement.

*État actuel.* — Ictère léger (selles non décolorées). Foie non augmenté de volume. Vésicule non perceptible.

*Opération,* 6 juin 1889. — Incision transversale sur le bord du foie. Vésicule biliaire atrophiée (une noix) adhérente à l'épiploon et à l'estomac. Incision de la vésicule : cinq calculs ; cystique très rétréci ; fermeture de la vésicule. Dans le cholédoque, au niveau de son embouchure dans l'intestin, un calcul gros comme une noix, et d'autres moins volumineux. Échec du refoulement et de la thripsie. Le calcul est saisi entre deux doigts. Incision du cholédoque sur le calcul, dans une étendue de un centimètre trois quarts, jusqu'à son embouchure dans l'intestin. Ablation du calcul et de huit petites concrétions. Cholédoque très dilaté. Suture très difficile du cholédoque par huit points de soie fine. Drainage par deux tubes en caoutchouc.

*Guérison.* — Pendant les huit premiers jours, état très inquiétant. Écoulement biliaire très abondant par les drains. Selles deviennent très argileuses. L'écoulement biliaire diminue au cinquième jour. Selles se colorent. Ablation du drain au neuvième jour. Plaie cicatrisée au treizième jour.

Obs. 36. — Jordan Lloyd. — *Calculs du cholédoque. Cholédocotomie ; cholécystotomie idéale. Mort.* Terrier. *Loc. citato*, p. 928 (résumée). — Homme, 51 ans. Première colique hépatique vingt-trois ans auparavant, avec ictère léger. Nouvelles crises, d'abord très espacées, puis de plus en plus fréquentes. Amaigrissement. A l'hôpital, deux crises avec frisson, fièvre (103° F.) et augmentation de l'ictère.

*État actuel.* — Ictère prononcé. Foie non augmenté de volume. Vésicule non perceptible. Fièvre.

*Opération*, 24 janvier 1890. — Incision verticale latérale. Côlon adhérent au foie. Vésicule biliaire, découverte après longues recherches, épaissie et très rétractée. Incision de la vésicule. Canal cystique oblitéré. Profondément, tout près du duodénum, un calcul ; incision à ce niveau ; ablation de calculs et de boue biliaire. On reconnaît alors qu'il s'agit du cholédoque très dilaté, au point d'admettre deux doigts. Suture du cholédoque difficile à cause de la profondeur. Le péritoine pariétal est alors détaché de la paroi abdominale et refoulé vers l'intérieur de l'ouverture du canal. Puis le tout est suturé avec quatre fils de soie. Deux drains en verre.

Mort le troisième jour. Choc. Écoulement de bile par les drains. Le deuxième jour, signes de congestion pulmonaire à laquelle succombe l'opéré.

Obs. 37. — Courvoisier. — *Calculs du cholédoque et de la vésicule. Cholécystotomie idéale ; cholédocotomie. Guérison. Casuist. Statist. Beiträge z. Path. u. chirurgie der Gallenwege*, Leipzig, 1890, p. 281. Traduit in extenso, in Terrier. *Loc. cit.*, p. 908 (résumée). — Femme, 26 ans. Depuis un an, ictère persistant.

*État actuel.* — Ictère prononcé. Foie augmenté de volume. Vésicule non perceptible.

*Opération*, 18 février 1890. — Cholécystotomie idéale après ablation d'un calcul du volume d'une noix. Dans le cholédoque, un calcul, près du duodénum ; nombreuses adhérences. Incision du cholédoque. Broiement facile du calcul avec une pince et extraction par morceaux. Quatre points de soie sur l'incision du cholédoque. Trois autres points de suture sur les tissus environnants. Drain.

*Guérison.* — Le deuxième jour, un peu de bile dans le pansement : il n'y en a plus ensuite. Selle colorée au huitième jour. En mai, santé parfaite.

Obs. 38. — Czerny (de Heidelberg). — *Obstruction du cholédoque. Cholédocotomie, sans trouver de calcul. Cholécystotomie idéale après ablation de deux calculs de la vésicule. Guérison.* Mermann. *Beiträge zur Klinischen Chirurgie*, 1895, p. 361. — Femme, 41 ans, de Carlsruhe. Depuis cinq mois, après plusieurs jours de troubles gastriques, surviennent brusquement des accès de coliques hépatiques, qui durent une semaine. Deux jours après le début de chaque accès, ictère qui diminue ensuite graduellement, mais qui jusqu'à présent n'a jamais complètement disparu. Selles la plupart du temps décolorées, quelquefois un peu brunâtres, lorsque l'ictère est moins prononcé. Amaigrissement ;

insomnie. A trois reprises on a trouvé, après les accès, de petits calculs dans les selles.

*État actuel*, 31 juillet 1893. — Ictère très accusé. Bord du foie très abaissé, arrivant au niveau de l'ombilic, lisse. Sensibilité à la pression, mais pas de tumeur dans la région de la vésicule. Selles décolorées. Rate non augmentée de volume.

*Diagnostic clinique*. — Obstruction calculeuse du cholédoque. Atrophie probable de la vésicule.

*Opération*, le 1er août 1893. — Incision transversale de 15 centim. immédiatement au-dessous de l'ombilic : on y ajoute une incision verticale s'élevant à 8 centim. sur la ligne médiane. Vésicule biliaire très atrophiée, adhérente à l'épiploon. Pendant la libération des adhérences, du canal hépatique et du cholédoque très dilaté s'écoule brusquement une grande quantité de bile. A travers la paroi du canal on sent une concrétion très mobile, qui fuit tantôt sous le foie, tantôt vers le duodénum. Avec une curette ou une pince, on ne réussit qu'à ramener de vieux caillots noir verdâtre. La vésicule biliaire est incisée sur sa grosse extrémité, et l'on en extrait deux calculs du volume d'une noisette. Les parois de la vésicule sont très épaissies, sa muqueuse est ulcérée. Pendant une heure, on recherche un calcul dans le cholédoque : on n'y trouve rien, la sonde pénètre, sans rencontrer d'obstacle, à 12 centim. dans l'hépatique, et à 6 centim. dans le cholédoque. L'ouverture du cholédoque est donc fermée, mais seulement imparfaitement, par trois points de suture; l'incision de la vésicule est aussi suturée, et toute la plaie en entonnoir est tamponnée à la gaze iodoformée. La moitié externe de la plaie est suturée par étages, et la moitié interne est suturée à la façon de Spencer Wells. Tamponnement à la gaze iodoformée et tube à drainage. L'opération a duré deux heures.

*Suites*. — Au deuxième jour, ablation du tamponnement; on laisse un drain. L'écoulement de la bile, abondant au début, diminue vers la fin de la première semaine. Les selles sont bien colorées au bout de quatorze jours; disparition du prurit, antérieurement très accusé; l'ictère diminua plus lentement. Premier lever au bout de trois semaines. Sortie au bout de trois semaines et demi, avec un léger degré d'ictère; plaie cicatrisée, sauf en un petit point qui bourgeonne. Pendant les premiers mois, l'opérée regagne 36 livres; au bout de quinze mois, elle a augmenté de 40 livres. Elle reste définitivement débarrassée de tout trouble. La fistule s'était rapidement fermée d'une façon définitive.

OBS. 39. — JABOULAY. — *Lithiase biliaire ; ictère à répétition. Vésicule atrophiée contenant un calcul. Calcul du cholédoque. Cholédocotomie. Guérison opératoire. Grande amélioration définitive* (inédite). — Mme G..., 26 ans. Ictère à différentes reprises, de quinze à trente jours de durée, très intense, s'accompagnant parfois de vomissements très abondants, qui ont pu faire songer à une tumeur de l'estomac (il y avait de l'induration au niveau du grand droit du côté droit). Une hématémèse en arrivant à Vichy : jaunisse intense concomitante. Ictère peu prononcé au moment de l'opération, le 20 août 1893. Induration verticale le long du bord externe du muscle grand droit du côté droit, induration qui simule le bord inférieur du foie.

Incision au bord externe du droit. La vésicule est ratatinée sur un calcul. Il y a un calcul dans le cholédoque. Incision du cholédoque; extraction du calcul. Tamponnement à la gaze iodoformée. Ablation de la gaze de tamponnement dix jours après : elle contient beaucoup de petits calculs.

De retour chez elle, la malade portait une fistule qui donnait et était douloureuse ; dix mois après l'opération, son médecin ordinaire tira sur de la gaze qui se montrait à l'orifice, et retira une grosse mèche qui avait été oubliée. Le trajet fistuleux s'est, à partir de ce moment, rapidement fermé.

Ce médecin nous écrit aujourd'hui (17 avril 1895) que, depuis la fermeture de la fistule, l'état général est bon, malgré le retour d'un peu d'ictère de temps en temps. Un peu de gêne dans l'action de redresser la taille. Malgré tout, très grande amélioration.

OBS. 40. — CZERNY. — *Obstruction calculeuse chronique du cholédoque. Adhérence de l'appendice iléo-cæcal à la vésicule biliaire. Cholécystotomie idéale. Cholédocotomie. Résection de l'appendice iléo-cæcal. Guérison. Loc. cit.* — Homme, 32 ans, d'Eiterbach, ayant souffert, il y a cinq ans, de troubles cæcaux, disparus après dix semaines. Il y a quinze mois, ont commencé de fortes crampes d'estomac, avec perte d'appétit, sans autres symptômes ; deux mois plus tard, ont réapparu des douleurs dans la région du cæcum, et, à leur suite, de l'ictère avec décoloration des selles. Depuis cette époque l'ictère persiste d'une façon continue. Le malade a été trois fois en traitement ici, dans la clinique médicale. Pendant un premier séjour (du 2 au 8 février 1893), on n'a diagnostiqué qu'un ictère catarrhal avec augmentation de volume du foie, et le traitement par les sels de Carlsbad a produit une amélioration réelle pendant six mois. Il y a deux mois, est survenue la première attaque typique de coliques hépatiques, accompagnée d'une forte augmentation de l'ictère. L'expulsion d'un calcul à trois facettes mettait provisoirement fin à des crises douloureuses de plus en plus vives, tandis que la persistance de l'ictère ramenait le malade à la clinique médicale. Là fut constatée, il y a juste un mois, une violente attaque de coliques hépatiques (temp., 39°,5) ; les lavements d'eau froide, les sels de Carlsbad amènent une amélioration passagère. Le malade retourne chez lui du 20 décembre au 8 janvier 1894. La réapparition de violentes crises de coliques le font rentrer à la clinique médicale, d'où on le fait passer à la clinique chirurgicale.

*État actuel*, 13 janvier 1894. — Ictère très prononcé. Amaigrissement considérable. Foie très augmenté de volume (16 centim. de hauteur sur la ligne mamillaire droite). Dans la région de la vésicule, ni tuméfaction, ni sensibilité à la pression. La rate n'est pas perceptible. Selles décolorées, fétides. Température sous-fébrile. Insuffisance de la valvule mitrale. Dans la région iléo-cæcale on ne trouve rien d'anormal.

*Diagnostic*. — Oblitération calculeuse du cholédoque. Cirrhose biliaire,

*Opération*, le 16 janvier 1894. — Incision coudée (transversale de 14 centim., immédiatement au-dessus de l'ombilic, verticale de 5 centim., sur la ligne médiane). Après libération des adhérences de l'épiploon au foie, se montre un cordon partant de la région iléo-cæcale et venant se fixer à la vésicule : on le reconnaît pour l'appendice iléo-cæcal. On le lie à ses deux extrémités, et on réséque la partie intermédiaire. Un cordon dur situé dans le sillon droit du foie s'étend de là vers le duodénum, loin derrière le côlon. Après dissection, on voit que c'est la vésicule biliaire, atrophiée, du volume de l'index. On en incise le fond : elle ne contient que des mucosités colorées en jaune et de la boue biliaire.

Pour arriver sur le cholédoque, il faut d'abord disséquer les adhérences de la vésicule. Le cholédoque dilaté a le volume du doigt : on y trouve un calcul. Sa paroi hypertrophiée est incisée sur une longueur de 3 centim., et on extrait un calcul gros comme une noisette, deux autres plus petits, et un peu de boue blanchâtre. Une sonde passe jusque dans le duodénum sans aucune difficulté. Fermeture de l'incision du cholédoque par une double rangée de sutures (respectivement 5 et 4 fils de soie). Pendant qu'on libère, pour la réséquer, l'extrémité distale, adhérente de l'appendice, extrémité située en haut entre la vésicule et le foie, la vésicule se déchire au point de cette adhérence. Les deux ouvertures de la vésicule sont suturées à la soie ; et les lignes de sutures sont drainées à la gaze iodoformée. La portion d'appendice qui a été enlevée paraît macroscopiquement normale.

Les *suites opératoires* sont tout d'abord troublées par une bronchite, avec température élevée, qui dure huit jours, et qui est probablement attribuable à la narcose par l'éther. Le premier tamponnement est imbibé de bile ; mais à partir du deuxième jour, il n'y a plus de bile dans le pansement. La première selle, évacuée le deuxième jour, est très colorée par la bile. L'ictère diminue rapidement ; les crises douloureuses cessent définitivement ; la plaie opératoire se cicatrise normalement. Un mois après l'opération, le foie est réellement diminué de volume ; la coloration du corps est encore un peu jaune ; mais les conjonctives sont blanches ; le poids a augmenté de quatre livres. En revoyant l'opérée deux mois et demi après sa sortie, on fait à peu près les mêmes constatations. Les crises douloureuses ont complètement disparu.

Obs. 41. — Czerny. — *Obstruction calculeuse du cholédoque. Diverticule de la vésicule biliaire. Cholédocotomie. Cholécystotomie idéale. Grande amélioration.* Mermann. *Beiträge zur klinischen Chirurgie*, 1895, p. 365 (traduction in extenso). — Femme, 30 ans, de Steinbach, souffre depuis six mois de violents accès de coliques hépatiques, avec ictère, sans expulsion de calculs dans les selles. La dernière menstruation a été très abondante et a duré quatorze jours. Le poids de la malade a diminué de 25 livres. Entrée le 2 mai 1894. Ictère très prononcé. Amaigrissement considérable. Le bord inférieur du foie est abaissé de deux travers de doigt ; la région de la vésicule est très sens    , mais on n'y trouve pas de tumeur. La grande courbure de l'estomac répond au niveau de l'ombilic ; les deux reins sont dans leur situation normale. Constipation ; selles grises ; urines colorées par la bile.

*Diagnostic clinique.* — Obstruction calculeuse du cholédoque. Cholécystite calculeuse.

*Opération*, le 4 mai 1894. — Incision coudée à angle droit, verticale au-dessus de l'ombilic, et transversale à droite de l'ombilic. Vésicule atrophiée, partout adhérente. En arrière et en dedans de la vésicule se trouve une dilatation, qui tout d'abord est prise pour le cholédoque, mais qui n'est qu'un diverticule de la base de la vésicule. L'incision de la vésicule ne donne issue qu'à de la mucosité puriforme. La sonde introduite dans le duodénum butte, à 7 centim. de profondeur, contre une résistance confuse. Tout d'abord il faut libérer les adhérences d'avec le pylore et le duodénum, pour pénétrer en arrière de ces organes et palper l'obstacle rencontré : on voit ainsi qu'il s'agit d'un calcul. Après préparation du cholédoque, et ligature, pendant ces manœuvres, de quelques petits vaisseaux, le canal est incisé dans le sens de sa longueur ; avec une pince, et non sans difficultés, on en extrait un calcul gros comme une cerise. La sonde pénètre maintenant librement dans le duodénum : par l'ouverture du cholédoque s'écoule de la bile. Suture de l'incision du cholédoque par six points de soie fine. Suture de l'incision de la vésicule biliaire. Drainage avec des mèches de gaze iodoformée. Fermeture du ventre.

*Suites opératoires.* — Ablation du tamponnement le deuxième jour ; il n'est imprégné que d'une petite quantité de bile. Tube à drainage. Ménorrhagie très abondante, qui nécessite un tamponnement, et deux jours après, un curettage de l'utérus. Les selles, provoquées par des lavements et des laxatifs, ne sont que peu colorées par la bile. Une pleuro-pneumonie du côté droit (avec exsudat séro-fibrineux) vient interrompre la marche régulière de la guérison. L'ictère n'est, à la vérité, pas encore totalement disparu, mais les selles reprennent peu à peu leur coloration normale. Le foie est encore gros, la vésicule biliaire sensible. Sortie de la malade cinq semaines après l'opération.

OBS. 42. — CZERNY. — *Deux gros calculs dans la vésicule biliaire et dans le canal cystique. Calcul volumineux en forme de tête de pipe faisant saillie du cystique dans la partie initiale du cholédoque. Cholédocotomie, mais surtout cysticotomie, et cholécystotomie idéale (avec résection d'une partie de la vésicule). Guérison.* MERMANN. *Beiträge zur klinischen Chirurgie*, 1895, p. 387 (traduction in extenso). — Femme, 48 ans, de Brühl, VIpare ; dernier accouchement il y a dix-sept ans. La maladie actuelle débuta, il y a neuf ans, par la production subite d'un accès typique de coliques hépatiques, suivi d'ictère dès le lendemain. Ses douleurs les plus vives cèdent aux injections de morphine; mais pendant trois mois encore elle souffre presque journellement de douleurs lancinantes dans la région de la vésicule. Les selles ne sont grises que pendant le premier accès ; plus tard, elles sont normales. Une cure à Petersthal produit une accalmie complète pendant un an. Puis la malade est reprise, pendant une année entière, de douleurs sourdes dans l'hypochondre droit, sans ictère. Depuis deux ans et demi, elle souffre beaucoup ; son poids a diminué de vingt-quatre livres ; Carlsbad ne produit une amélioration que pendant la durée du séjour qu'y fait la malade. Une récente cure à ces eaux est restée absolument sans effet. Tous les traitements médicaux, employés depuis des années, ne produisent aucune amélioration durable ; seule la morphine rend l'état supportable.

Entrée le 6 septembre 1894. Femme très amaigrie, pâle, sans ictère. La vésicule biliaire n'est perceptible ni à la palpation, ni à la percussion : à son niveau, pas de sensibilité à la pression. Le bord du foie, un peu plus dur qu'à l'état normal, dépasse légèrement le rebord costal sur la ligne mamillaire. La malade ressent de vives douleurs spontanées, partant de la région de la vésicule. Pas d'hypertrophie de la rate ; pas d'ascite. Pas de fièvre.

*Diagnostic.* — Cholécystite calculeuse chronique ; atrophie de la vésicule ; hypertrophie du lobe droit du foie.

*Opération,* le 7 septembre 1894. — Incision transversale, longue de 12 centimètres, découvrant le bord du foie, et, au-dessous de lui, la vésicule biliaire libre, recouverte par l'épiploon. Après libération, ou section entre deux ligatures, des adhérences de l'épiploon, la vésicule est incisée transversalement ; on en retire une demi-cuillerée à café de pus épais, et deux calculs arrondis. La paroi de la vésicule est friable, ulcérée, noirâtre.

Dans le cholédoque, près du duodénum, on trouve un calcul mobile. Le canal est dilaté ; on l'incise, et on retire un calcul noirâtre, long de 3 centimètres et demi, épais de 2 centim., en forme de tête de pipe. De l'incision s'écoule une grande quantité de bile foncée. La plaie du cholédoque est fermée par deux rangs de suture ; une petite artère y saignait beaucoup. Séparation d'avec le foie et résection du fond ulcéré de la vésicule biliaire ; le reste de la vésicule est refermée et fixé à la portion dénudée du foie par quelques points de suture. Tamponnement de la plaie à la gaze iodoformée. Fermeture du ventre.

*Suites* apyrétiques. — Premier pansement le quatrième jour : ablation du tamponnement. Jamais d'écoulement de bile par la plaie. Pour plus de sûreté on maintient la plaie ouverte pendant 12 jours, en drainant avec de la gaze iodoformée ; elle s'est ensuite rapidement fermée. A la fin de la troisième semaine, l'opérée, munie d'une ceinture, se lève pour la première fois. A la fin de la quatrième semaine, elle sort, complètement guérie. Les phénomènes douloureux ont totalement disparu ; cicatrice linéaire ; pas d'éventration ; rien d'anormal dans la région de la vésicule. Fonctions intestinales normales.

N. B. — Ce cas, comme le dit d'ailleurs M. Mermann dans le titre même de l'observation, paraît être plutôt une cysticotomie qu'une cholédocotomie. Pour rendre compte de la situation exacte du calcul faisant saillie dans le cholédoque, nous croyons utile de reproduire les remarques dont M. Mermann fait suivre cette observation : « Dans ce cas, dit-il, la situation des calculs était intéressante. La vésicule, le cystique et le cholédoque formaient un unique canal dilaté, dans lequel s'échelonnaient, l'un à la suite de l'autre, trois calculs qui avaient presque le volume d'une noix. Le peu qui restait de la vésicule contenait du liquide puriforme. Le calcul le plus profond, situé dans le cystique, poussait dans le canal cholédoque une extrémité effilée et coudée à angle droit : en sorte qu'il avait la forme d'une tête de pipe. Mais la convexité de sa face supérieure laissait libre le passage de la bile vers l'intestin, ainsi que le prouvait l'absence d'ictère ».

Obs. 43. — KUSTER. — *Ictère, Fistule cholécysto-cutanée, Calculs de la vésicule et du cholédoque, Cholédocotomie, Cholécystotomie idéale, Guérison. Verhandlungen der Deutschen Gesellschaft f. Chirurgie*, XX° Congrès, avril 1891, p. 405. TERRIER. *Loc. citat.*, p. 917 (résumée). — Femme, 62 ans. Depuis dix-huit ans, rares accès de coliques hépatiques, sans ictère. Il y a un mois et demi, violent accès avec frissons et ictère. Quelques jours plus tard, s'ouvre au-dessus de l'ombilic une fistule qui donne issue à du liquide jaune ; ictère et selles décolorées.

*État actuel.* — Ictère prononcé. Foie non augmenté de volume. Au-dessous du foie, tumeur plus grosse que le poing, suivant les mouvements respiratoires.

*Opération*, 30 juillet 1891. — Incision oblique, au-dessous de l'arc costal. Adhérences épiploïques. Le foie a un lobe flottant, correspondant à la tumeur sentie ; un cordon du volume du petit doigt, va du nombril à la vésicule biliaire dilatée : section entre double ligature de cette fistule cholécysto-cutanée ; désinfection et suture au catgut des deux pédicules ainsi faits. Extraction d'un gros calcul et de fragments d'un second calcul de la vésicule biliaire. Dans le cholédoque, un calcul que fait saillir un doigt glissé en dessous et tout près de l'embouchure du cholédoque dans le duodénum. Incision de 2 centim. sur le cholédoque. Forte hémorrhagie. Extraction du calcul. Suture du cholédoque à deux étages : quatre points de catgut et des points de soie à la Czerny. Suture de la vésicule biliaire. Tamponnement à la gaze iodoformée. Incision, grattage et tamponnement du segment ombilical de la fistule.

*Guérison.* — Au quatrième jour, le tamponnement est remplacé par un drain. Selle colorée au sixième jour. Disparition de l'ictère. Suppuration de la paroi et des trajets du drainage. En octobre 1891, ouverture, grattage et désinfection des fistules suppurantes.

Revue un an après. Guérison se maintient complètement.

Obs. 44. — W. ANDERSON (de Londres). — *Calculs de la vésicule biliaire et du canal cholédoque. Cholécystotomie idéale et cholédocotomie. Guérison. Lancet*, 17 novembre 1894, p. 1152-1153 (traduction in extenso). — La malade, femme mariée âgée de 35 ans, fut admise à St-Thomas's Hospital, dans le service du Dr Payne, le 21 décembre 1893. De bonne santé habituelle, elle fut prise subitement, cinq mois avant son entrée, d'une douleur aiguë dans l'hypochondre droit, douleur accompagnée de vomissements et de prostration considérable. Son urine, dit-elle, devint couleur de stout, mais elle n'a pas remarqué la coloration jaune de la peau. Cette attaque cessa au bout de quelques jours; elle se répéta sept semaines avant son entrée, et fut accompagnée cette fois d'un ictère très prononcé. A partir de ce moment, jusqu'à son arrivée à l'hôpital, crises fréquentes de coliques hépatiques.

A son entrée, la malade était faible, très amaigrie : coloration ictérique très marquée de la peau et des conjonctives; légère sensibilité à la pression dans l'hypochondre droit; l'aire de la matité hépatique descendait un peu au-dessous du rebord costal; la vésicule biliaire n'était pas perceptible. Constipation; selles décolorées et de mauvaise odeur. Urine fortement teintée par le pigment biliaire.

Pendant les trois semaines suivantes, les attaques de coliques hépatiques se reproduisirent chaque jour, accompagnées de vomissements. La région de la vésicule biliaire devenait plus sensible, et la malade se plaignait de douleurs aiguës rayonnant de ce point.

Du 18 janvier au 10 février, ces symptômes s'amendèrent, et l'ictère disparut presque complètement. Mais à cette dernière date reparut une crise violente de coliques hépatiques; ces crises se reproduisirent journellement pendant les quinze jours suivants. On se décida alors, après consultation, à l'exploration chirurgicale de la vésicule biliaire.

*Opération*, le 25 février, par M. Anderson. — Anesthésie. Incision dans l'espace semi-lunaire droit, un peu au-dessous du rebord costal. Le bord antérieur du foie se présente dans la plaie. En le relevant légèrement, on peut voir la vésicule : elle est dans sa situation normale, mais elle est rétractée, et son fond s'est retiré à deux centimètres et demi derrière le bord du foie. On trouve un corps dur, à l'union du canal cystique avec le cholédoque. Ne pouvant pas amener la vésicule biliaire entre les lèvres de l'incision de la paroi, on introduit dans la cavité abdominale une grosse éponge, que l'on passe au-dessous des canaux biliaires, et l'on fait une petite incision sur le fond de la vésicule biliaire. L'intérieur de la vésicule est nettoyé avec des éponges, et l'on en retire sans difficultés, à l'aide d'une pince, un calcul qui était accolé à l'origine du canal cystique. Ce calcul a les caractères ordinaires des calculs biliaires; il présente trois facettes; son diamètre est de un centimètre et quart.

Poussant plus loin l'examen, on trouve un deuxième calcul, enclavé dans le cholédoque, tout près du point d'abouchement du canal cystique. Les tentatives faites pour le ramener restent sans résultat : il s'échappait continuellement des mors de la pince introduite par la vésicule et le canal cystique. On introduit alors une curette : elle passe facilement le long du calcul, mais ne peut pas le ramener. Pour l'extraire, on est obligé d'inciser le cholédoque, immédiatement au-dessous du calcul. Ce deuxième calcul ressemblait beaucoup au premier, par sa forme et ses dimensions. On ne sent pas d'autres calculs. L'incision du cholédoque, et celle de la vésicule, sont fermées par des sutures à la soie fine:

ce temps est difficile, à cause de la friabilité des parois de la vésicule et du cholédoque, et de la profondeur à laquelle est située l'incision de ce canal. Ces sutures paraissaient hermétiques ; toutefois on jugea bon de former, avec de l'épiploon, une sorte de canal pouvant servir de voie d'échappement à tout écoulement possible de la bile. Un drainage à la gaze iodoformée fut établi jusqu'en arrière du cholédoque suturé ; il ressortait par la plaie abdominale. Suture de la paroi, par des points de soie, dans le reste de son étendue.

Le lendemain de l'opération, la malade est en bon état. Pas de douleur ; pas de fièvre. Mais la bile s'échappe en grande quantité par la plaie abdominale. Cet écoulement de la bile continue pendant huit jours, diminuant chaque jour jusqu'à disparition complète. Le cinquième jour, purgation : selles dures et légèrement colorées par la bile. L'état de la malade continue à s'améliorer, sans qu'il y ait rien de spécial à noter. L'ictère diminue ; l'appétit et les forces reviennent chaque jour.

Le 7 mars, dix jours après l'opération, on retire la gaze de drainage. Légère alerte le 9 et le 10 : hémorrhagie assez considérable venant de la profondeur de la plaie. Cette hémorrhagie s'arrête bientôt. La malade marche rapidement vers la guérison. Avant la fin d'avril, l'ictère avait disparu, les selles avaient repris leur couleur normale, et la plaie ne formait plus qu'une petite fistule admettant à peine un stylet.

Sortie de l'hôpital le 1er mai. L'opérée a augmenté de poids, n'a plus trace d'ictère, et se sent mieux portante et plus forte, dit-elle, qu'elle ne l'a jamais été depuis plusieurs années.

OBS. 45. — CZERNY. — *Obstruction du cholédoque par un calcul préalablement enclavé dans le cystique (cholécystite séreuse chronique). Néphroptose. Néphrorrhaphie. Cholédocotomie. Cholécystotomie à fixation intra-pariétale. Mort trois jours après l'opération, de cholémie aiguë.* FRIEDRICH MERMANN. *Beiträge zur klinischen Chirurgie,* 1895, 13e volume, 2e partie, p. 358. — Femme, 31 ans, nullipare, de Perleberg. Souffre depuis sept ans de douleurs siégeant dans les deux hypochondres, et surtout dans l'hypochondre droit. Une chute du rein droit a été constatée par un médecin depuis cinq ans. Tous les moyens possibles de traitement (repos au lit pendant un mois, massage, etc.) sont restés sans résultat. Dans l'espace de ces sept dernières années, elle a eu en tout cinq attaques de coliques hépatiques, avec apparition, dans la région de la vésicule, d'une tumeur du volume d'un œuf, sans ictère, sans décoloration des matières fécales, sans qu'on trouve de calculs dans les selles. Depuis six mois, les règles sont douloureuses et se reproduisent toutes les deux ou trois semaines.

Entrée à la clinique chirurgicale le 26 mai 1893. Pas d'ictère. Sous le bord du foie, après que la malade est restée longtemps debout, on trouve une tumeur du volume du poing, à extrémité inférieure convexe, qui, dans le décubitus dorsal, disparaît derrière le foie, et après anesthésie se laisse apprécier dans la région lombaire droite. Dans la région de la vésicule, il y a de la sensibilité à la pression, mais pas de tumeur. Dans le côté gauche du petit bassin, devant l'articulation sacro-iliaque, se trouve une tumeur fixe, du volume d'un œuf, qui paraît être l'ovaire gauche. L'ovaire droit est aussi un peu augmenté de volume.

30 mai. Néphrorrhaphie par une incision parallèle à la douzième côte droite. Suture de la capsule et d'une partie du parenchyme du rein au muscle carré lombaire.

6 juin. Guérison de la plaie opératoire par première intention. Dans la matinée du 13 juin, soit deux semaines après la néphrorrhaphie, survient subitement (deux jours après la fin des règles) une violente attaque de coliques hépatiques, avec formation, dans la région de la vésicule, d'une tumeur dure et du volume d'un œuf de pigeon. Le rein droit n'est pas douloureux et reste bien dans sa nouvelle position. Pas d'ictère. Après une courte rémission le jour suivant, survient le 16 juin une nouvelle et violente attaque, accompagnée cette fois de convulsions toniques et cloniques franchement hystériques, de dépression psychique et d'impossibilité de l'alimentation. Repos au lit, administration de hautes doses de morphine qui fait céder les douleurs et permet de fortement alimenter la malade. Le 27 juin, se reproduit une crise de coliques hépatiques; il en survient encore une le 1er juillet : pas d'ictère, pas de formation d'une tumeur sous le bord du foie, mais température élevée (39° à 39°,9). Cette élévation dure trois jours, et la température retombe ensuite brusquement à la normale. La chute de la température n'amène aucune amélioration. Au contraire, le 8 juillet, après des règles difficiles, apparaît en même temps qu'une recrudescence des douleurs, un ictère qui en deux jours devient très intense. Les selles deviennent grises. Le foie ne paraît pas augmenté de volume. On se décide à l'opération.

*Cholédocotomie*, le 11 juillet 1898. — Incision médiane, longue de 12 centimètres, descendant jusqu'à l'ombilic. Après libération d'adhérences avec l'épiploon et le duodénum, on trouve la vésicule petite, épaissie, coudée presque à angle droit sur le canal cystique : ponction de la vésicule et aspiration d'un liquide clair comme de l'eau, contenant quelques mucosités. Étant donnée la possibilité d'un calcul dans la vésicule elle-même, on ouvre celle-ci : on n'y trouve pas de calcul. La palpation fait découvrir un calcul au point de réunion de l'hépatique et du cholédoque. Cette région du canal est libérée, préparée, incisée sur une longueur de 3 centimètres : extraction d'un calcul rugueux, brun foncé, du volume d'un pois. Le canal hépatique et le cholédoque ne sont pas dilatés et ne contiennent plus aucun calcul. Fermeture de l'incision du canal par deux points de suture muqueuse et par un second étage de trois points de Lembert (catgut). Suture de l'incision de la vésicule par cinq points de soie. Drainage de la ligne de suture du cholédoque au moyen de mèches de gaze iodoformée. Le fond de la vésicule biliaire est suturé dans la paroi abdominale, que l'on ferme suivant la méthode de Spencer Wells.

*Suites opératoires*. — 12 juillet. Ablation de la gaze de drainage : elle ne contient pas de bile. Une selle nettement colorée par la bile. L'ictère persiste. Grande faiblesse. Hallucinations. Pas de fièvre.

Le 13. Vomissements, angoisse, assoupissement. A midi, coma profond ; pouls fréquent, mais fort ; température normale. A plusieurs reprises, lavements alcoolisés et autres stimulants.

Le 14. Ascension de la température à 40°,5 ; affaiblissement du pouls ; respiration de Cheyne-Stokes. Mort à 6 heures du soir.

*Autopsie.* — Forte coloration ictérique de tous les organes. Aucun signe de péritonite ou d'infection. Nombreux foyers punctiformes d'hémorrhagie sur l'intestin, le péritoine pariétal et viscéral ; taches pigmentaires récentes et traces d'anciennes hémorrhagies dans le parenchyme rénal, foyers isolés de coloration jaune (pyélonéphrite) dans la substance corticale. Dans le cholédoque, immédiatement au-dessous de l'embouchure du canal cystique, se trouve une région érodée, correspondant au volume du calcul enlevé. La suture du cholédoque tient parfaitement, ainsi que celle de la vésicule. La vésicule est petite, sa paroi épaisse ; elle contient des mucosités puriformes et pas de bile. Le cystique est très dilaté, peu sinueux et présente près de son embouchure un renflement au niveau duquel la muqueuse est ulcérée et qui marque le siège antérieur du calcul. Rate non augmentée de volume. L'ovaire gauche a le volume d'une noix, il contient un caillot rouge brun ; le cul-de-sac de Douglas contient aussi une cuillerée à bouche environ de sang coagulé. La muqueuse de l'utérus est en état de menstruation. La muqueuse de la vessie est hyperhémiée. Le rein droit adhère intimement au muscle carré lombaire.

---

Dans les observations précédentes, la vésicule biliaire, après avoir été ouverte, débarrassée de calculs, de mucus, ou même de pus, est refermée par une suture. Tantôt cette fermeture de la vésicule est faite avant toute manœuvre sur le cholédoque ; plus fréquemment, après incision, on la tamponne ou on la ferme provisoirement avec une pince, on pratique la cholédocotomie, et l'on termine en suturant la vésicule.

Celle-ci est, sauf dans un cas où il existait une fistule cholécysto-cutanée (obs. 43), constamment rétractée. Deux fois (obs. 41 et 42) elle contenait du pus. Quant au canal cystique, il est noté oblitéré (obs. 35 et 36) ou perméable (44, 45) ; dans les autres cas, son état n'est pas mentionné.

Le plus souvent, cette cholécystotomie, sur une vésicule de très petites dimensions, a été une cholécystotomie idéale : et, au-dessous de la vésicule laissée sur place et suturée, on a fait un tamponnement à la gaze iodoformée, allant jusqu'à la plaie du cholédoque. Czerny surtout se montre partisan de cette simple cholécystotomie combinée à la cholédocotomie, et, parmi ces cinq observations, les observations 41 et 42, où le contenu suppuré de la vésicule n'a pas changé sa ligne de conduite, sont surtout à étudier.

Dans l'observation 41, après cette fermeture en cholécystotomie idéale d'une vésicule où l'on a trouvé du « mucus puriforme », dit l'observation, la guérison se fait sans incident, mais l'ictère ne disparaît que très lentement, et la région de la vésicule reste douloureuse. « Il est vraisemblable, ajoute Mermann, que ce qui reste de l'ictère et la sensibilité de la vésicule sont dus à l'absence de drainage des voies biliaires, et à la persistance de la cholécystite. Par une fistule temporaire, la malade eût plus vite et plus complètement guéri. » Cette cholécystostomie possible eût été, en effet, plus utile et plus sûre qu'une réunion totale : et son indication était d'autant plus nette, qu'il n'y avait ici aucun doute sur la perméabilité du cystique, que l'on avait cathétérisé sans difficultés.

L'observation 42 offre plusieurs points intéressants. Tout d'abord il s'agit là plutôt d'une cysticotomie que d'une cholédocotomie. L'absence totale de signes d'obstruction du cholédoque, le siège du calcul surtout dans le cystique, l'absence complète d'écoulement biliaire dans le tamponnement, tendent à prouver que l'incision n'a intéressé que peu le cholédoque. D'autre part, la vésicule contenait du pus épais : la paroi était en fort mauvais état, et l'on a été obligé d'en réséquer une partie pour pouvoir en faire la réunion. La malade a parfaitement guéri : ce qui est un excellent argument pour le genre d'intervention adopté. On peut cependant faire remarquer que cet ensemble de conditions : perméabilité certaine du cholédoque, vésicule suppurée à mauvaises parois, calcul du cystique, paraissent plutôt justiciables de la cholécystectomie.

L'observation 40, où l'extrémité de l'appendice iléo-cæcal très allongé et en position anormale, est fusionné à la vésicule, fixé dans la masse d'adhérences qui l'entourent, est intéressante au point de vue clinique et opératoire.

Des deux cas de mort notés dans ce groupe, l'un (obs. 36) est causé par une congestion pulmonaire et n'offre rien de spécial à la cholédocotomie, l'autre (obs. 43) est attribué à la cholémie. Cependant, le jour même de l'opération, la malade, ictérique depuis trois jours seulement, a une selle nettement colorée par la bile ; d'autre part, le troisième jour, la température atteint 40°,8. Ce qui implique plutôt l'idée d'une infection péritonéale, malgré l'absence de lésions de péritonite à l'autopsie.

### c. — CHOLÉDOCOTOMIES AVEC CHOLÉCYSTOSTOMIES

Obs. 46. — THORNTON. — *Ictère chronique : calculs du cystique et du cholédoque. Cholédocotomie ; cholécystostomie à sutures dernières.* THORNTON. *Loc. cit.,*

p. 763. Traduit in extenso in TERRIER. *Loc. cit.*, p. 901 (résumée). — Femme, 49 ans. Depuis six ans, crises douloureuses tous les trois ou quatre mois, augmentant de durée et de violence durant les deux dernières années. Ictère persistant depuis deux mois.

*État actuel.* — Ictère très prononcé. Fièvre.

*Opération*, 2 juin 1889. — Incision de la vésicule, ablation d'un gros calcul anguleux situé dans le cystique. Dans le cholédoque, un calcul, au point d'union du cholédoque avec le cystique. Incision du cholédoque ; fragmentation du calcul à l'aide d'une aiguille.

Malgré une incision assez grande du conduit, on ne peut extraire ces débris et on laisse la plupart d'entre eux dans le canal. Suture de l'incision. Cholécystostomie à sutures dernières. Drain sous-hépatique en verre.

*Guérison.* — La fistule biliaire se tarit au seizième jour ; guérison complète au dix-neuvième jour.

OBS. 47. — RIEDEL. — *Calculs de la vésicule et du cholédoque. Cholédocotomie et cholécystostomie. Guérison. — Erfahrungen über die Gallensteinkrankheit,* Leipzig, 1892, p. 108 (traduction in extenso). — Le nommé S... de W., âgé de 89 ans, entré le 15 juillet 1891.

Depuis huit ans il ressent des troubles douloureux que son médecin traite comme « crampes d'estomac » ; même avant cette époque, il se plaignait déjà de légers troubles semblables. Après quelque temps d'amélioration, il est pris, le 30 novembre 1889, d'une forte attaque de coliques hépatiques sans ictère ; à partir de cette époque, il est toujours souffrant, se plaint d'une sensation continuelle de pesanteur dans la région du foie, et maigrit notablement. Au printemps de 1890, il fait une cure à Carlsbad ; elle n'amène l'expulsion d'aucun calcul.

Pendant l'année 1890, persistent continuellement de légères douleurs dans la région du foie : l'amaigrissement augmente. En janvier 1891, survient une attaque de coliques hépatiques, pendant que le malade fait, sur sa propre initiative, une cure d'huile d'olives, à doses énormes. Cette attaque est excessivement violente, et s'accompagne d'une fièvre de longue durée ; après disparition des douleurs, la température se maintient encore pendant trois ou quatre jours à 39°.

Au printemps 1891, on projette une nouvelle cure à Carlsbad ; mais le malade est retenu chez lui par des symptômes qui, à cause des frissons presque journaliers, en imposent pour la malaria au médecin traitant. Mais bientôt apparaît l'ictère, montrant qu'il s'agit de calculs biliaires. Depuis, l'ictère n'a plus disparu : il est surtout prononcé pendant les accès de coliques. A Carlsbad et dans la suite, sont encore survenues plusieurs attaques typiques ; il y en a eu trois, dans l'espace des quatre dernières semaines. On n'a pas trouvé de calculs dans les selles : le malade n'a fait cette recherche avec soin que dans ces dernières semaines. Le foie n'a jamais paru réellement augmenté de volume ; la vésicule ne se révélait le plus souvent que par de fortes douleurs ressenties à son niveau ;

mais, pendant les derniers accès, elle a formé une tumeur appréciable. Il y a quatre semaines, une autorité médicale, consultée, conseilla le traitement par les grands lavements froids : pendant longtemps, deux litres d'eau furent ainsi administrés, sans résultat ; les trois derniers accès de coliques se sont constitués pendant cette cure. Alors on conseille l'intervention chirurgicale. Depuis le début de sa maladie, le patient a perdu 28 livres de son poids, descendu de 140 à 112 livres.

*État actuel.* — Homme pâle et amaigri ; ictère prononcé, prurit peu accusé. Abdomen déprimé ; le bord inférieur du foie traverse obliquement la région épigastrique, en sorte que sur la ligne médiane il est à peu près à égale distance de l'appendice xiphoïde et de l'ombilic. Dans la région de la vésicule biliaire, légère sensibilité à la pression ; la résistance de la paroi abdominale empêche d'y percevoir une tumeur. Selles décolorées. Pas d'albumine dans l'urine.

18 juillet. Incision sur la vésicule biliaire, qui après anesthésie se laisse confusément sentir sous le bord du foie. Le ventre ouvert, elle se présente comme une tumeur du volume d'un œuf de poule, dépassant le bord du foie d'environ 3 centimètres. A sa surface adhère l'épiploon. Le doigt, introduit vers le haut, sent distinctement deux gros calculs séparés l'un de l'autre ; l'un d'eux est situé au voisinage de la colonne vertébrale : il est évident qu'il siège dans le canal cholédoque.

Dans ces conditions, il ne pouvait être question de l'ordinaire cholécystostomie en deux temps. Il fallait suturer la vésicule biliaire à la paroi, et l'ouvrir pour en voir le contenu : ce contenu n'était-il pas purulent, on s'attaquerait alors immédiatement au calcul du cholédoqne ; la vésicule contenait-elle au contraire du pus, en ce cas il faudrait tout d'abord commencer par la drainer, pour créer des conditions favorables à l'incision ultérieure du cholédoque. Suture à la soie de la vésicule biliaire au péritoine pariétal. Incision de la vésicule, et extraction de 24 calculs jaunâtres et durs : on en enlève d'abord de petits, puis deux volumineux, à grandes facettes, de 1 centim. et demi de diamètre. Plus loin on sent encore un calcul, qu'on ne peut saisir ; il est évident qu'il est situé dans le canal cystique et qu'il ne présente que sa pointe dans la vésicule. Le contenu de la vésicule est, heureusement, presque normal ; la bile est seulement un peu épaissie ; en sorte que l'on peut immédiatement continuer l'opération.

L'ouverture de la vésicule biliaire, dont la paroi n'a que 3 millim. environ d'épaisseur, est fermée par des sutures ; on coupe les points de fixation précédemment placés, et l'incision abdominale est agrandie vers son extrémité supérieure. Bientôt on trouve que le pylore est adhérent à la partie profonde de la vésicule : ces adhérences sont peu solides, et on les détruit assez facilement. Peu à peu on libère la totalité de la vésicule, puis le canal cystique, enfin le cholédoque, fortement adhérent au duodénum. La face inférieure du foie se prolongeant haut sous les côtes, on travaillait à une très grande profondeur et dans une direction oblique, en sorte que le jour, venant d'en haut, éclairait fort mal le champ opératoire ; le passage de chaque nuage me gênait beaucoup ; enfin cette partie du travail fut aussi menée à bon terme.

Il est alors facile de refouler dans la vésicule le calcul du canal cystique, mais le calcul du cholédoque est fixé et immobilisable ; l'abouchement du canal cystique dans le cholédoque se fait à angle aigu : enfin la partie supérieure, initiale, du cholédoque, est rétrécie ; le calcul est enclavé, et ne se laisse presque pas du tout repousser vers en haut et vers en bas. Comme il est évidemment aussi dur que les autres calculs déjà enlevés, il est inutile d'essayer de le briser sur place. J'incise donc le cholédoque selon son axe, et j'enlève avec quelque peine un calcul à facettes, épais d'environ 1 centimètre et demi. La paroi du cholédoque, épaisse de presque 3 millim., permet facilement le placement de 6 points de suture à la soie fine : pendant ce temps, s'écoule une grande quantité de bile, recueillie sur la gaze avec laquelle avait été tamponné tout le champ opératoire.

Après toilette du champ opératoire, la vésicule biliaire est de nouveau suturée au catgut au péritoine ; au-dessus, et au-dessous, la plaie abdominale est exactement fermée ; et la vésicule est ouverte pour la seconde fois, après avoir soigneusement, avec des tampons, protégé la plaie péritonéale contre l'écoulement de la bile. On extrait le calcul, ramené du canal cystique, calcul de 1 centimètre et demi, et l'on introduit un drain dans la vésicule. A la fin de l'opération, l'état du malade est assez satisfaisant : il a perdu très peu de sang.

Malgré l'anesthésie longue et profonde (deux heures), et l'opération sérieuse, tout marcha pour le mieux. Pas de vomissements ; peu de changement du pouls et de la température. L'opéré est inondé de bile ; de crainte d'ébranler la suture du cholédoque, on ne fait le premier pansement que le 21 juillet.

L'ictère diminue dès le lendemain ; la première selle est colorée, elle contient quelques traces de sang, en quantité insignifiante. Le 26 juillet, évacuation de matières abondantes, encore presque totalement décolorées. Puis, amélioration. Les selles se colorent définitivement ; l'ictère disparaît complètement. Au commencement d'août, la fistule biliaire se tarit, et le 17 août, l'opéré n'a plus qu'une plaie bourgeonnante.

Revu le 15 novembre 1891 : sa santé est excellente ; son poids a augmenté de 25 livres. Il ne ressent plus aucun trouble, ce qui ne lui avait pas été donné depuis de longues années.

OBS. 48. — BLAND SUTTON. — *Coliques hépatiques avec ictère. Calculs de la vésicule et du cholédoque. Cholédocotomie ; cholécystostomie. Guérison.* TERRIER. *Loc. cit.,* p. 920 (résumée). — Femme, 58 ans. Coliques hépatiques avec ictère, deux semaines avant. Antérieurement, avait eu plusieurs attaques avec expulsion de calculs dans les selles. Augmentation des symptômes.

*État actuel.* — Ictère ; vésicule non perceptible.

*Opération,* 18 septembre 1891. — Incision verticale latérale. Adhérences au foie de l'épiploon et du côlon. Vésicule biliaire extrêmement petite : incision, ablation de quatre calculs. Essai infructueux de cathétérisme du cystique et du cholédoque. Dans le cholédoque, six calculs ; échec des tentatives de refoulement et de thripsie. Incision de 1 centim. sur le cholédoque ; ablation de deux calculs. Un autre calcul, lors des essais de refoulement, s'est engagé dans le canal hépatique et ne peut être retrouvé. La vésicule et le cholédoque sont naturellement isolés de la cavité péritonéale par des adhérences. Pas de suture du cholédoque ni de la vésicule ; drainage.

*Guérison.* — Le troisième jour, l'écoulement biliaire par le drain, jusque-là abondant, cesse. Réapparition des douleurs et d'un ictère très prononcé. Tout cesse au bout de deux jours. Ictère disparu au dixième jour. Drain supprimé le seizième jour.

Juin 1892. Guérison se maintient parfaite.

Obs. 49. — RIEDEL. — *Lithiase biliaire : accès de coliques hépatiques avec ictère. Calculs du cholédoque ; pas de calculs dans la vésicule. Cholédocotomie, ablation des calculs du cholédoque et cholécystostomie.* RIEDEL. *Loco citato,* p. 110 (traduction in extenso). — Femme F..., 31 ans, de Berka, entrée le 29 septembre 1891. Un oncle lithiasique. En juin 1889, première attaque violente de coliques hépatiques avec vomissements, pendant huit jours. Pas d'ictère. Pendant quatre semaines, elle garde le lit ; grande faiblesse. Traitement : eau de Carlsbad.

Jusqu'à la fin d'octobre 1890, bonne santé. Entre temps, elle accouchait d'un enfant né à six mois. D'octobre 1890 à janvier 1891, reparaissaient des sensations de constriction à la base de la poitrine, ne durant pas plus d'un jour, s'accompagnant de malaise général et de fréquents vomissements. Au milieu de janvier 1891, ces derniers se répètent plus souvent, et huit jours plus tard s'établit l'ictère, sans fortes douleurs. Ces douleurs apparaissent pour la première fois trois semaines plus tard : elles siègent au niveau des fausses côtes droites et s'irradient surtout vers l'épaule gauche. Pendant plusieurs semaines, la malade ne peut prendre que du vin de Porto et du bouillon.

En mars 1891, son état paraît s'améliorer ; mais, au commencement d'avril, reparaissent des accès douloureux encore plus violents, avec ictère très prononcé et décoloration des selles. Fin avril, elle va à Carlsbad, où bientôt elle se trouve très améliorée. L'urine, jusque-là foncée, devient plus claire ; la malade a meilleur appétit et ne se plaint que d'une constipation opiniâtre.

Mais une fois rentrée chez elle, elle a, pendant deux ou trois semaines, une légère crise douloureuse, presque quotidienne ; chaque jour elle prend du lait et des fruits, et boit de l'eau minérale, pour éviter la constipation. Elle fait ensuite une cure de raisin. Au milieu de septembre survient une attaque très violente. La malade, épuisée, demande une opération. Son poids ordinaire de 130 livres était descendu à 104 livres au commencement de 1891 ; il est remonté ensuite à 114 livres, à la suite de sa cure à Carlsbad.

*État actuel.* — Femme affaiblie, amaigrie, vieillie de bonne heure ; coloration ictérique légère des conjonctives, plus accentuée sur la peau ; prurit continuel. Le foie s'étend de la sixième côte jusqu'au niveau de l'épine iliaque antéro-supérieure ; il est très augmenté de volume dans sa totalité ; pas de déformation linguiforme. La vésicule n'est pas perceptible. Urine foncée, presque noire, sans albumine. Les selles, légèrement colorées à son entrée et contenant un peu de sang, se décolorent complètement au bout de quelques jours, à mesure que l'ictère s'accentue. Température normale. Pouls, 104, petit et faible. Après purgations répétées, opération.

2 octobre 1891. Incision sur la ligne médiane, parce que le lobe droit du foie, très augmenté de volume, s'étend jusque-là. L'incision, se prolongeant à égale distance au-dessus et au-dessous de l'ombilic, est longue de 15 centim. environ. Le foie apparaît dur, rouge foncé, avec, sur son bord, l'échancrure vésiculaire, et, au-dessous, recouvert par l'épiploon et légèrement adhérent à la paroi abdominale antérieure, le fond de la vésicule biliaire qui a le volume d'une noix.

La vésicule adhère au côlon transverse et à l'épiploon; adhérences si dures qu'elles crient sous le bistouri. Après libération de ces adhérences, on trouve plus loin l'estomac adhérent aussi; ces adhérences sont détruites aussi loin que possible avec quelques difficultés. On arrive ainsi, dans la profondeur, sur un organe qu'on ne peut encore bien reconnaître, mais qui contient un calcul nettement perceptible; tandis que la vésicule biliaire très épaissie, mais relativement petite, ne laisse sentir à travers ses parois aucune concrétion. Il reste à préparer le canal cholédoque, nettement distinct d'avec le canal cystique sur une longueur de 2 centim. environ; on arrive alors sur le duodénum qui adhère à la paroi antérieure du cholédoque et qui ne s'en laisse pas séparer; il ne reste donc que 2 centim. du cholédoque pour l'incision.

Le très petit volume de la vésicule, malgré la rétention biliaire et l'hypertrophie du foie, fait supposer que le canal cystique est peut-être oblitéré : il n'y a donc pas lieu d'inciser la vésicule, comme dans le cas précédent, et l'on porte directement le bistouri sur le cholédoque, près de son origine au canal cystique. Aussitôt s'écoule une grande quantité de bile jaune, dans l'espace, tamponné de gaze, qui sépare le foie de l'estomac. On voit et l'on sent un calcul : il est si volumineux qu'on doit prolonger l'incision du cholédoque vers le duodénum; il faut alors arrêter une assez forte hémorrhagie provenant d'un vaisseau du duodénum. Enfin on réussit à retirer par la plaie du cholédoque un premier, puis un deuxième gros calcul, et deux autres petits.

Par l'introduction du doigt dans le cholédoque, qui a le volume du pouce, et par le cathétérisme, on s'assure qu'il ne contient plus aucun calcul. L'incision du canal est fermée par des sutures à la soie la plus fine, afin qu'il ne suinte pas de bile entre les lèvres de la plaie. Toilette du champ opératoire entre le foie et l'estomac; sutures de la plaie abdominale. La vésicule est suturée à la partie supérieure de la plaie; on l'ouvre et on y introduit un long drain, afin que la bile puisse ainsi librement s'écouler au dehors; il faut ainsi éviter toute pression sur les sutures du cholédoque. La vésicule ne contenait pas de calculs.

Les calculs enlevés sont fort intéressants : le calcul le plus haut situé vers le foie, est rond, épais de 1 centimètre et demi, et porte une seule grosse facette, comprenant toute son épaisseur, facette située du côté qui regarde le duodénum. Le deuxième calcul, également volumineux, porte aussi une large facette, située vis-à-vis de la facette du premier ; en outre, il présente quatre autres facettes plus petites n'intéressant pas toute son épaisseur. Celles-ci sont vraisemblablement produites par frottement sur les deux autres calculs situés plus bas, plus petits, et également à facettes.

*Suites opératoires* d'abord sans aucun incident. Du moment de l'opération au matin suivant s'écoulent par le drain 450 gr. de bile, recueillie dans un flacon placé près de la malade. Dans les vingt-quatre heures suivantes, il ne s'en écoule que 50 gr. Le 4 octobre, la malade se plaint d'un peu de ballonnement abdominal. Le 5, de la bile s'écoulant encore par le drain de la vésicule, ce drain n'est pas enlevé. Mais il est enlevé pour la première fois le 6 octobre, parce que quelques traces de sang sont apparues dans le tube de verre adapté au drain de caoutchouc (ce tube en verre est distant de la plaie de 15 centim. environ). On change le pansement : l'abdomen est très ballonné, les anses intestinales se dessinent nettement. En revanche, le pouls est tranquille, à 92, et il n'y a pas de fièvre. Le drain était bouché par un caillot sanguin, et du fond de la vésicule s'écoule une assez grande quantité de sang clair. Cette hémorrhagie s'arrête au bout de quelque temps, et l'on peut repanser la malade. A 10 heures du soir, on s'aperçoit qu'il se faisait un écoulement par la plaie jusque-là sèche : c'est l'issue d'une grande quantité de bile, qui jusque-là avait été retenue par le sang qu'on avait trouvé coagulé dans la vésicule. Malgré cette évacuation la température est de 38°,8 le matin suivant ; pouls à 104 ; langue sèche. On change le pansement traversé par la bile, l'abdomen est moins ballonné. Dès le soir, la température descend à 38°,2, et le 8 octobre, après une nuit tranquille, à 36°,8. Pas d'autre incident à noter. Pouls fort et lent ; écoulement biliaire moins abondant.

A partir de ce moment, l'état est tout à fait normal ; l'écoulement de la bile se tarit rapidement, mais à cause de sa faiblesse extrême la malade ne se rétablit que très lentement ; la guérison de la plaie ne fait que de faibles progrès.

Au commencement de novembre, le teint grisâtre de la malade est très amélioré. L'ictère a disparu.

Le 21 novembre on peut peser la malade pour la première fois ; on constate une augmentation de deux livres.

En janvier 1892, le poids a augmenté de 15 livres.

OBS. 50. — RIEDEL. — *Ictère chronique. Calculs dans la vésicule et dans le cholédoque. Lésions avancées d'angiocholite. Cholédocotomie et cholécystostomie. Mort.* RIEDEL. *Loc. cit.*, p. 135 (traduction in extenso). — Femme S..., de Ilmenau, 41 ans, entrée le 9 décembre 1891. Jusque-là de bonne santé, la malade, il y a deux ans, a souffert pendant quatorze jours de coliques hépatiques, sans ictère. Elle se porte bien, ensuite, jusqu'au commencement de novembre 1891 : à cette époque reparaissent les douleurs dans l'abdomen, avec manque d'appétit et constipation. Le 16 novembre survient une violente attaque de coliques hépatiques ; d'après la description du médecin traitant, les douleurs

« commencent au niveau de l'omoplate droite, et descendent vers le rebord des fausses côtes du même côté. En palpant la région de la vésicule, on y sent nettement une résistance oblongue, à contour arrondi ». L'ictère apparaît pour la première fois le lendemain. Pas de fièvre, au début; mais du 23 au 27 novembre, la température s'élève, et atteint une fois 39°. Le 19 novembre, un lavement glycériné a amené l'évacuation de matières encore colorées; les selles deviennent grises et de très mauvaise odeur.

Ensuite les douleurs augmentent, se manifestent tantôt sous forme de crises, tantôt sous forme de douleurs continues; elles rendent nécessaire l'emploi de la morphine. Pendant longtemps la malade ne se soutient que par des lavements nutritifs; dans ces derniers temps elle a pu reprendre un peu de nourriture; mais ces essais d'alimentation sont toujours suivis de vomissements bilieux.

*État actuel.* — Femme très amaigrie, visage tiré par la souffrance; ictère de moyenne intensité. L'exploration de l'abdomen donne peu de résultats. Le foie n'est pas augmenté de volume; son bord inférieur ne peut être déterminé que d'une manière confuse par la percussion; il n'est pas perceptible à la palpation. Peu de douleur à la pression au niveau de la vésicule; vers l'ombilic, la sensibilité à la pression est tout aussi prononcée que plus haut. Pas d'ascite. Le toucher vaginal dénote un utérus rétrofléchi, un peu augmenté de volume, mobile, et, dans le cul-de-sac gauche, l'existence d'une petite masse très douloureuse à la pression (oophorite). Urines teintées par la bile, sans albumine. Selles argileuses. Pas de fièvre. Pouls, 60.

En face du degré d'affaiblissement et de dénutrition, on pouvait penser à un cancer de la vésicule biliaire : cependant, il n'y avait pas d'ascite. D'ailleurs, tout le reste de l'histoire de la maladie faisait penser à la lithiase; et malgré les résultats négatifs de l'examen, on fit le diagnostic de calculs, sûrement dans le cholédoque, et vraisemblablement aussi dans la vésicule. La constipation opiniâtre, la sensibilité à droite de l'ombilic, pouvaient s'expliquer par des adhérences du côlon transverse. La malade avait vomi des matières bilieuses : la papille du duodénum devait donc être libre par intervalles passagers; tout ceci faisait penser à un calcul mobile, avançant ou reculant dans un cholédoque assez dilaté; de cette façon pouvait s'expliquer la faible intensité des crises douloureuses dans ces derniers temps.

12 décembre 1891. Incision sur (à travers) le muscle droit, depuis le rebord costal jusqu'au niveau de l'ombilic, longue de 15 centim. environ. Le muscle est relâché, et il est facile d'en écarter les fibres. Le péritoine ouvert, apparaît d'abord l'épiploon, qui, vers le haut, recouvre la vésicule biliaire en lui adhérant; à ma droite, et profondément, se trouve l'estomac; le pylore adhère intimement à la vésicule. A ma gauche se voit une tumeur violacée, molle, du volume d'une petite pomme, portant à sa partie inférieure de petites dilatations dures, de la grosseur d'une cerise; son extrémité est à 3 centim. en arrière et au-dessous de l'encoche vésiculaire du bord du foie.

Au-dessus de la vésicule, le tissu hépatique est blanchâtre, atrophié. Le reste du foie est bleuâtre et mou ; le lobe antérieur est hypertrophié ; le lobe droit n'est pas augmenté de volume.

On commence par libérer les adhérences épiploïques, et probablement aussi des adhérences du côlon transverse, peu distinct sous l'épiploon qui le recouvre. L'épiploon est induré ; la paroi de la vésicule est molle, très mince, en sorte que par places l'épiploon adhérent est coloré par la bile ; pendant toute la durée des manœuvres, on redoute une perforation de la vésicule. Enfin elle est libérée d'avec l'épiploon ; on détruit ensuite, sans difficultés, les adhérences avec l'estomac. Bientôt se voit, dans la profondeur, un cordon volumineux, plus large que le doigt, se dirigeant vers le duodénum ; dans ce cordon vient s'aboucher le canal cystique, qui a le volume environ du petit doigt : ce cordon, qui du duodénum se dirige vers le foie, doit certainement être le cholédoque très dilaté. En introduisant le doigt sous le ligament hépato-duodénal, on sent nettement un très gros calcul dans le cholédoque ; on trouve aussi une zone indurée à l'embouchure du cystique dans le cholédoque. Les tentatives de refoulement du calcul du cholédoque dans la vésicule, échouent manifestement contre ce noyau induré, qui semble être d'ordre inflammatoire, et causé par le passage difficile du calcul à travers le cystique.

La vésicule est attirée au dehors avec quelque peine, et incisée ; extraction des calculs situés dans les saillies décrites plus haut ; on enlève ensuite, avec une grosse curette, une grande quantité de caillots. Ce nettoyage est suivi d'un écoulement de bile claire, mais peu abondante. Fermeture provisoire de l'incision de la vésicule. Incision du cholédoque qu'on sépare du duodénum sur une faible étendue. Hémorrhagie assez abondante, provenant d'une petite artère sectionnée sur le cholédoque. Écoulement de bile peu abondant. Tout d'abord, on ne retrouve pas de calcul ; la sonde pénétrait sans rencontrer d'obstacle, en bas vers le duodénum, et en haut vers le foie. Mais en palpant attentivement avec l'extrémité du doigt, placé derrière le ligament hépato-duodénal, comme je l'ai expliqué plus haut, et derrière le duodénum, on sent un calcul situé juste au niveau de l'embouchure du cholédoque ; avec l'extrémité du doigt, il se laisse ramener en arrière, jusque dans la plaie, et enlever. Il est ovale, aplati, long d'environ 1 centimètre et demi, large de 1 centim., et épais de trois quarts de centimètre ; il a une face rugueuse et bosselée, et des facettes sur ses deux autres côtés. Les calculs antérieurement extraits de la vésicule portaient des facettes analogues. On s'assure que le cholédoque ne contient pas d'autres calculs. La muqueuse du cholédoque paraît, autant qu'on peut la voir, lisse et brillante ; la paroi a environ 1 millimètre et demi d'épaisseur, en sorte qu'on en peut faire convenablement la suture, en deux étages, à la soie fine. Iodoforme sur la suture ; toilette du champ opératoire ; sutures de la partie inférieure de la plaie abdominale ; suture de la vésicule, réouverte, à la partie supérieure de la plaie, pour mettre les sutures du cholédoque à l'abri de toute pression. Cette cholécystostomie présente quelques difficultés, à cause de la friabilité des parois de la vésicule, qui a une grande tendance à se retirer en arrière. Pansement de la plaie à la gaze iodoformée. Pouls, à la fin de l'opération, 90.

Pendant les premières vingt-quatre heures, vives douleurs et vomissements fréquents. Le lendemain matin, température 37°,2 ; pouls, 105, un peu petit, mais assez bon.

Le 14 décembre, les vomissements cessent, mais le pouls s'élève à 144. On change le pansement : il ne contient pas de bile. Pour assurer l'écoulement de la bile, on met une sonde dans le canal cystique. Abdomen légèrement ballonné.

Le lendemain matin, le pouls a la même fréquence, mais devient plus fort ; un lavement glycériné amène l'évacuation d'une selle ; l'opérée se trouve un peu mieux. Pansement traversé par la bile. Mais à midi, commencent des vomissements profus, qui continuent pendant toute la nuit. Le 16 décembre au matin, le pouls est imperceptible. Mort à dix heures.

*Autopsie.* — Anses intestinales très distendues et injectées. Les parties déclives de l'abdomen et le petit bassin contiennent un liquide épais, riche en fibrine, et coloré par la bile. La suture de la vésicule biliaire à la paroi n'a pas tenu, en sorte que la partie inférieure de l'incision de la vésicule s'ouvre librement dans l'abdomen. Les bords de la vésicule sont ramollis, sa surface interne ulcérée sur presque toute son étendue. A la partie terminale du cystique, et s'étendant dans le cholédoque, on voit aussi une ulcération sur le fond de laquelle se retrouvent des lambeaux de muqueuse. Le canal cholédoque est aussi ulcéré dans sa portion terminale, près de son embouchure ; la paroi est ramollie : le restant de la muqueuse est intact.

La partie supérieure de l'incision du cholédoque est béante, et, alentour, la séreuse est imprégnée de bile : la suture du cholédoque n'a donc pas tenu ; une petite sonde passe librement dans l'abdomen par l'angle supérieur de l'incision.

Foie gris jaunâtre, non augmenté de volume. Dans une grosse branche de la veine porte, à 3 centim. environ de l'entrée de la veine dans le foie, on trouve un caillot mou ; la veine est, à cet endroit, entourée de pus ; les tissus environnants sont infiltrés de pus, ainsi que les canaux biliaires assez volumineux et la branche de l'artère hépatique située à ce niveau. Les vaisseaux biliaires intra-hépatiques sont obstrués par du sable biliaire ; et on trouve des altérations plus ou moins accusées dans tout le système biliaire.

Obs. 51. — LAUENSTEIN. — *Coliques hépatiques avec ictère. Calculs du cholédoque et de la vésicule. Cholédocotomie; cholécystotomie avec tamponnement de la vésicule atrophiée et laissée ouverte. Guérison.* LAUENSTEIN. In « *Esmarch's-Festschrift* » 1893, p. 342, Fall. XI (traduction in extenso). — Femme, âgée de 34 ans, entrée le 1er juin 1892 ; mariée depuis huit ans, mère de 3 enfants, dont 2 vivants. Dernier accouchement en 1888. Pas de prédisposition héréditaire à la lithiase biliaire.

Au commencement de mars de cette année, elle a été prise subitement, pendant son travail, de violentes douleurs dans le côté droit de l'abdomen, avec vomissements et fièvre. Ictère dès le lendemain. Après s'être soignée chez elle pendant huit jours, elle entre au nouvel hôpital de Eppendorf, où elle reste en traitement pendant cinq semaines. Elle en sort le premier jour des fêtes de

Pâques; le lendemain survient une nouvelle attaque de coliques hépatiques, également accompagnée d'ictère. Cette crise cesse au bout de quatre jours. Ensuite, elle a, presque tous les huit jours, une attaque semblable, avec la seule différence que les douleurs étaient moins fortes et survenaient moins brusquement. La dernière crise violente de coliques hépatiques s'est produite le 25 mai : dès le début elle s'est aussi accompagnée d'ictère. Les douleurs étaient incessantes : elles n'ont pas cessé jusqu'à son entrée à l'hôpital.

A son entrée, la malade est profondément ictérique. Elle se plaint de douleurs spontanées dans l'abdomen, et surtout dans l'hypochondre droit. Tout l'abdomen, quoique souple, est douloureux à la pression. La matité hépatique est un peu augmentée d'étendue, principalement au niveau du lobe gauche. La vésicule biliaire n'est pas perceptible; mais dans la région de la vésicule on sent une résistance diffuse. Pas d'ascite. L'urine contient un peu d'albumine, et du pigment biliaire en grande quantité. Temp. : 39°,6. Rien à noter dans les autres organes.

*Opération*, le 2 juin 1892. — Incision sur le bord externe du muscle droit. Le foie est augmenté de volume et dépasse le rebord costal. Il a un aspect particulier, en ce que sous la séreuse existent de nombreux petits nodules blanc jaunâtre, dont le volume varie de celui d'une tête d'épingle à celui d'un grain de millet. Au niveau du siège probable de la vésicule, on trouve, intimement adhérent à la surface du foie, près de son bord tranchant, un noyau épiploïque du volume de l'extrémité du doigt. Entre ce noyau épiploïque adhérent et le sillon du ligament suspenseur, le bord du foie est notablement épaissi; il s'abaisse et s'épaissit en s'arrondissant, ainsi qu'on peut le voir en relevant le foie. A un travers de doigt en arrière du bord du foie, on trouve le fond de la vésicule biliaire, petite et rétractée. La vésicule a, en tout, à peu près le volume d'une prune; elle est très indurée. En palpant profondément le pédicule du foie, je sens, près du duodénum, de nombreux calculs, mobiles. Dans la région du cholédoque où siègent les calculs, c'est-à-dire à 2 contim. environ au-dessus et en dehors de l'origine de la portion verticale du duodénum, et à deux travers de doigt en dedans de la vésicule rétractée, je place tout d'abord deux anses de fils, qui sont immédiatement noués. Entre ces deux anses, j'incise la séreuse, puis l'épaisse couche adipeuse située au-dessous, enfin la paroi du cholédoque : par l'incision s'écoule une grande quantité de bile brun foncé, qui est immédiatement recueillie sur la gaze dont on a protégé la région. Je retire du cholédoque deux gros calculs foncés, arrondis, de 1 centim. de diamètre, et un petit calcul, plus clair, à facettes. Le cholédoque est dilaté, au point d'égaler à peu près le volume du doigt. Fermeture de l'incision du cholédoque, dont la paroi a au moins un tiers de centimètre d'épaisseur, par une suture continue au catgut. Je renforce encore cette suture en nouant, par-dessus elle, les fils entre lesquels j'avais fait mon incision : tels les « fils d'appui » dans la suture des tendons par le procédé de Wölfler.

J'ouvre ensuite la vésicule biliaire rétractée, dont la paroi est très épaisse : un demi-centimètre au minimum. Sur les lèvres de l'incision un petit vaisseau saigne assez fortement. De la vésicule je retire seulement un peu de pus et un seul calcul blanchâtre, à facettes, de trois quarts de centimètre de diamètre. Je laisse la vésicule ouverte, et je la tamponne avec une mèche de gaze iodoformée dont je ramène l'extrémité dans la plaie de la paroi. Pour plus de sécurité, je tamponne également à la gaze iodoformée la ligne de suture du cholédoque.

Les *suites opératoires* ne présentent rien de particulier, à part des oscillations fébriles rémittentes et peu élevées, pendant les six premiers jours. Le 4 juin, on change les couches supérieures du pansement, imprégné de bile. Le 9 juin, il n'y a plus de fièvre, l'ictère a remarquablement diminué, les selles sont colorées par la bile.

Le 12 juin. Ablation complète du tamponnement : plaie bourgeonnant bien.

Le 25. L'opérée se lève. La plaie diminue à vue d'œil.

Le 27. L'opérée sort : la plaie est guérie. L'ictère et tous les troubles antérieurs ont disparu.

Obs. 52. — KÖRTE (de Berlin). — *Calculs de la vésicule biliaire ; calcul du cholédoque. Cholécystostomie et cholédocotomie. Guérison.* — *Verhandlungen der deutschen Gesellschaft für Chirurgie.* 22e Congrès, 1893, p. 70 (traduction in extenso). — La malade présentée ici a été opérée il y a peu de temps pour des troubles très accentués de lithiase biliaire. De la vésicule furent extraits un calcul d'un volume extraordinaire (longueur 5 centim. 3; épaisseur, 4 centim.; circonférence, 10, 7) et de nombreux autres calculs plus petits. Dans le cholédoque, qui dans ce cas fut facile à découvrir et à libérer, on pouvait encore sentir plus loin un calcul, qui se laissait mobiliser, mais ne put pas être ramené dans la vésicule. Le cholédoque fut donc incisé, le calcul enlevé, et la plaie du cholédoque suturée. La vésicule ne fut pas complètement refermée : on y introduisit un petit drain, fixé par un point de suture, pour assurer l'écoulement de la bile au dehors. Sur la ligne de suture du cholédoque on place un petit drain, entouré de gaze iodoformée. Au huitième jour, ablation du drain, et fermeture de la vésicule par une suture secondaire. Guérison complète.

Obs. 53. — LAUENSTEIN. — *Ictère chronique : calcul du cholédoque. Cholécystite suppurée et perforation de la vésicule biliaire : épanchement de bile et de pus dans la région sous-hépatique. Cholédocotomie et cholécystostomie. Mort* (inédit). — Femme, 50 ans, opérée le 30 juillet 1893. Ictère très accusé depuis cinq mois. Selles complètement décolorées. Langue sèche. Très mauvais état général.

La totalité du foie est très augmentée de volume : 39 centim. de largeur, 20 centim. de hauteur. Vive sensibilité à la pression dans la région du foie. Depuis longtemps il y a de la fièvre : la température s'élève, le soir, entre 38°,2 et 39°,7.

*Opération.* — Incision sur le prolongement de la ligne mamillaire droite, au bord externe du muscle droit. De l'abdomen s'écoule de la bile épaisse, mélangée de pus. La portion avoisinante du côlon transverse est tapissée de flocons de fibrine et de membranes colorées par la bile. Le bord tranchant du foie se montre dans la plaie, mais on ne peut, de prime abord, ni voir ni sentir la vésicule : elle est cachée sous le foie, vers la gauche, et confondue avec une masse épiploïque adhérente. Après libération et écartement du côlon transverse, on peut voir cette vésicule, très large et longue, intimement adhérente à la face supérieure du mésocôlon transverse. Sur le fond de la vésicule siègent deux perforations d'où s'écoule de la bile foncée. Pour arrêter cet écoulement, on tamponne la vésicule avec de la gaze stérilisée. L'examen des gros canaux biliaires fait découvrir un volumineux calcul dans le cholédoque. On place sur le cholédoque les deux fils de soutien, et, entre ces deux fils, on incise le canal dans le sens de sa longueur. Ablation d'un calcul arrondi, de un centimètre et demi de diamètre environ. Pour pouvoir arriver sur le cholédoque, il avait fallu ajouter une incision transversale à l'incision primitive de la paroi. Fermeture partielle de la plaie abdominale, après fixation, à l'angle supérieur, de la vésicule biliaire fistuleuse. Durée de l'opération, trois quarts d'heure. Mort la nuit suivante.

OBS. 54. — LAUENSTEIN. — *Calculs du cholédoque. Cholédocotomie et cholécystostomie. Mort* (inédite). — Femme, 63 ans. Depuis deux ans, douleurs d'estomac, et coliques hépatiques ; dernièrement, violente crise de coliques hépatiques, qui a duré dix jours, et s'est accompagnée d'ictère. Foie augmenté de volume ; sensibilité dans la région de la vésicule biliaire : on ne sent à ce niveau qu'une résistance diffuse. Selles légèrement colorées par la bile.

*Opération*, le 11 novembre 1893. — Longue incision sur le bord externe du muscle droit : on découvre le pylore et le duodénum. Le bord du foie est déformé, et présente un appendice linguiforme, atrophié, de la longueur de la moitié de la main, auquel adhère l'épiploon. La vésicule biliaire, petite, épaissie, adhère au duodénum et à l'épiploon. A gauche de la vésicule, dans la profondeur, on sent distinctement deux calculs, sur la paroi postérieure de l'abdomen.

On commence par ouvrir la vésicule : sa paroi a 3 à 4 millimètres d'épaisseur ; elle contient de la bile, mais pas de calcul. Elle est petite, et peut à peine loger l'extrémité du doigt. Le canal cystique est aussi rétracté et court : il ne contient pas de calcul.

La vésicule biliaire est ensuite tamponnée à la gaze, et écartée vers le haut de la plaie. On place deux fils de soie sur le cholédoque dilaté, fils qu'on laisse longs. Entre ces deux fils, incision du canal : il s'écoule de la bile en grande quantité. Extraction, au moyen d'une curette, de deux calculs. Ces calculs sont ovales, portent de nombreuses petites facettes, et mesurent environ 14 millimètres de diamètre. Une forte hémorrhagie, provenant de l'angle inférieur de l'incision du cholédoque, est arrêtée par la suture du canal. Le cholédoque est d'abord fermé par une suture en surjet : au-dessus de ce premier plan on noue les deux fils de soutien antérieurement placés. Par-dessus, on place encore trois fils de catgut. Tamponnement à la gaze iodoformée jusque sur la ligne de suture.

La vésicule, ouverte, est fixée à l'angle supérieur de la plaie abdominale. Fermeture du reste de la paroi abdominale.

13 novembre. Température élevée. On défait le pansement. Il s'écoule beaucoup de bile par la vésicule biliaire. Sur la plaie, pas de traces de suppuration. Ballonnement du ventre; vomissements; mort le 14 novembre à midi.

*Autopsie.* — La cavité abdominale contient une petite quantité de pus, mélangé de bile. L'estomac et l'intestin sont fortement dilatés. La suture du cholédoque a tenu. Le canal hépatique, très dilaté comme le cholédoque, contient encore un calcul du même volume que les deux qui ont été enlevés.

Obs. 55. — Hans Kehr. — *Calculs de la vésicule biliaire, et des canaux cystique, hépatique et cholédoque. Cholécystostomie, cysticotomie et cholédocotomie. Guérison.* — *Deutsche Zeitschrift für Chirurgie*, 15 juin 1894, p. 391 (traduction in extenso) — Femme de 48 ans. Mariée à un maître menuisier d'Oschersleben. Entrée le 18 février 1894. Malade amaigrie et en très mauvais état.

Ictère très prononcé. Foie légèrement augmenté de volume. La vésicule biliaire n'est pas perceptible. L'ictère persiste déjà depuis dix ans, avec quelques variations dans son intensité.

Depuis quatre ans, la malade est jaune citron. Chaque hiver, coliques hépatiques très fortes. De novembre 1893 au milieu de février 1894, elle est obligée de rester alitée. Les injections de morphine jouent le principal rôle dans la thérapeutique. L'usage des eaux de Carlsbad et autres moyens médicaux, longtemps continués, sont restés sans résultat. Cette femme vient elle-même demander une opération, dont la nécessité ne fait pour moi aucun doute. Les épistaxis fréquentes, etc., ne constituent pas une contre-indication.

*Diagnostic.* — Gros calcul dans le cholédoque.

Depuis longtemps la malade prend de fortes doses d'huile de ricin et la purgation pré-opératoire n'amène qu'une légère évacuation.

*Opération*, le 26 février 1894. — Longue incision de 15 centimètres sur le bord externe du muscle droit. Hémostase soigneuse. Le foie est uni au péritoine pariétal par de nombreuses adhérences ; au milieu de ces adhérences existe un abcès du volume d'une pomme, contenant du pus jaunâtre. Nettoyage et tamponnement de cet abcès. Libération du bord inférieur du foie. La vésicule biliaire est atrophiée ; elle a le volume d'une cerise, et son fond est distant de 3 centimètres du bord inférieur du foie. De fortes et solides adhérences unissent le côlon transverse, l'épiploon et le fond de la vésicule ; leur dissection, très difficile, amène la déchirure en un point de la séreuse du côlon, déchirure qui est soigneusement suturée. Ouverture de la vésicule biliaire : ablation d'un calcul gros comme une cerise, et de deux plus petits.

Fermeture de la vésicule au moyen d'une pince. On se dirige alors sur le canal cystique : il contient une concrétion du volume d'une noix. Cystico-lithectomie. Dans le cholédoque siège aussi un calcul du volume d'une noix. Cholédocotomie. Du canal hépatique on enlève encore quatre calculs et de l'ancienne boue biliaire. Suture très difficile du cholédoque et du cystique, à cause de la grande friabilité de leurs parois. Les fils coupent fréquemment. La bile continue à s'écouler en quelques points de la ligne de suture. Tamponnement de toute la région entre le cholédoque et le cystique. On fixe la vésicule biliaire à la plaie abdominale. Inférieurement, en un point où l'on ne peut arriver à la fixer, on fait un tamponnement à la gaze stérilisée. Dans la vésicule on ne met pas de drain, mais une mèche de gaze iodoformée, pour ne pas blesser sa muqueuse tendant à saigner. Suture de l'abdomen. Pansement. Durée de l'opération : trois heures et demie. 200 grammes d'éther, précédés d'une injection d'atropo-morphine. Pouls à la fin de l'opération, 100 fort et lent. Pas de vomissements. Bonne anesthésie.

*Suites opératoires.* — La première nuit est assez bonne. Pas de vomissements.

Le 27 février. Pas de bile dans le pansement. Pouls, 100 ; temp., 37°,5. A midi, temp., 39°,4 ; pouls, 120. Le pansement est changé. La gaze est remplacée par un drain. Le soir, temp., 38°,4 ; pouls, 128.

Le 28. Nuit tranquille après l'injection de 1 centigr. de morphine. Pas de vomissements. Une selle liquide, colorée en brun. Pouls, 120 ; temp., 37°,8. Régime : potages, vin rouge, gruau d'avoine. A midi, pouls 140. État général grave. Respiration très difficile. La malade n'a pas la force d'expectorer sa salive. A 2 heures après midi, elle tombe dans un coma profond. La situation devient surtout critique à 6 heures du soir : perte de connaissance, respiration pénible et superficielle, entrecoupée de râles. Pouls 140, faible. Par la fistule externe s'écoule une grande quantité de bile.

Nous nous attendions, les assistants et moi, à une mort immédiate. Mais vers 10 heures du soir, le tableau change : l'opérée peut émettre quelques paroles, peut expectorer ses mucosités, rend des gaz par l'anus, et urine spontanément. Elle boit un peu de vin mousseux, du lait avec du cognac, etc.

1er mars. Temp., 37°,6. Pouls, 112. On change le pansement, imprégné de bile. La plaie est en bon état. Respiration bronchique dans les deux lobes inférieurs des poumons. A midi, temp., 39°,3. Pouls, 120. Râles trachéaux. Expectoration difficile. Grande faiblesse. Aucune douleur dans l'abdomen. A 2 heures après midi, temp., 39°,8 ; pouls, 150 ; respiration, 44. Les râles trachéaux ont cessé. L'état général est meilleur. 1 centigr. de morphine.

Le 2. Nuit tranquille. Pouls, 110 ; resp., 24 ; temp., 37°,6. Amélioration. Dans les deux lobes inférieurs du poumon, surtout à gauche, persistance de la respiration bronchique. Expectoration abondante de crachats épais. La plaie est en bon état. Deux selles colorées. Le soir, temp., 39°,2 ; pouls, 110 ; respiration, 25.

Le 3. Temp., 38°,6 ; pouls, 110. État général bon. Expectoration abondante, muco-purulente. Plaie en bon état. Le soir, temp., 39°,8 ; pouls, 120. Morphine. Nuit bonne.

Le 4. Temp., 39° ; pouls, 110. Expectoration abondante. A droite, épanchement pleural d'un travers de main de hauteur. A gauche, persistance des signes de congestion pulmonaire. Selles fréquentes et colorées. État général bon. On change le pansement : il contient peu de bile. La plaie est en bon état. Le soir. Temp., 38°,8; pouls, 110. Pas d'autres changements.

Le 5. Aucun changement notable.

Le 6. Moins de fièvre. Forte crise sudorale pendant la matinée. Le soir, temp., 37°,9 ; changement du pansement : plaie en bon état. Après le changement du pansement, grande faiblesse. La malade a un peu de délire. Pouls, 100, fort.

Le 7. Pas de fièvre. Légère fétidité de l'haleine. Selles colorées. L'ictère diminue, l'appétit est meilleur. Accès de faiblesse malgré cette amélioration de l'état général.

Plaie en bon état. Les trajets de drainage pour les sutures du cholédoque et du cystique sont actuellement fermés, mais la fistule de la vésicule biliaire continue à donner un peu de liquide jaunâtre. Le reste de la plaie bourgeonne bien.

Du 8 au 10. Les forces reviennent. L'ictère diminue. Les parties inférieures du poumon respirent librement.

(Cette malade est encore en traitement, et j'ai tout lieu d'espérer une guérison définitive. — Note ajoutée par Hans Kehr lors de la correction des épreuves de son travail.)

OBS. 56. — HOCHENEGG. — *Ictère. Calculs du cystique et du cholédoque. Cysticotomie et cholédocotomie. Guérison.* — *Wiener klin. Wochenschrift,* 1891, p. 960-962. Traduct. in extenso in TERRIER. *Loc. cit.,* p. 914. Résumée — Femme, 46 ans. Depuis trois ans et demi, coliques hépatiques, chaque fois suivies d'ictère. Amaigrissement.

*État actuel.* — Ictère. Foie augmenté de volume. Vésicule non perceptible.

*Opération,* 21 décembre 1890. — Incision le long de l'arc costal droit ; seconde incision perpendiculaire à la première. Vésicule rapetissée et ridée. Calculs très durs à l'origine du cystique et dans le cholédoque. Échec des tentatives de refoulement ou de thripsie. Incision directe sur les trois calculs : extraction. La main gauche introduite dans l'hiatus de Winslow, soulevait un peu le canal. Par suite de la grande profondeur les incisions ne sont pas suturées. Tamponnement à la gaze iodoformée.

*Guérison.* — Pas de fièvre. Pendant six semaines, écoulement biliaire par la plaie. Fistule, guérie deux mois après l'opération.

Revue fin 1891. Hernie au lieu de réunion des trois branches de la cicatrice.

---

Le trait commun aux observations qui précèdent (46-55) est, sauf pour les observations 49 et 51, l'abouchement de la vésicule à la peau. Pour

que cette cholécystostomie soit possible et utile, deux conditions sont
nécessaires : d'abord, que la vésicule, par son volume et l'état de ses
parois, soit utilisable à cet effet, ensuite que le canal cystique soit
perméable. Pour ce qui est du volume de la vésicule abouchée à la
peau, il est à remarquer qu'il ne s'agit pas, dans ces opérations, de
vésicule dilatée, ou même de dimensions moyennes; elle est rétractée, et, pour employer le terme même des observations, du volume
d'une cerise (obs. 55), d'une noix (49), de la grosseur du petit doigt (50),
ou pouvant à peine loger l'extrémité du doigt (54). Au contraire, dans
l'observation 50, elle a les dimensions moyennes d'une petite pomme;
dans l'observation 55, elle est cachée sous le foie, mais cependant large
et portant deux perforations. Dans un seul cas (47), elle dépasse le bord
du foie de 3 centimètres.

Dans l'observation de Bland Sutton, la vésicule extrêmement petite,
est laissée ouverte, ainsi que le cholédoque lui-même : vésicule et canal
« étaient complètement isolés de la cavité générale du péritoine par des
adhérences », et un simple tube à drainage fut placé dans la plaie. Dans
l'observation 51 de Launestein, la vésicule rétractée, après évacuation
de pus, est laissée ouverte et tamponnée à la gaze iodoformée; l'opérée
eut, il est vrai, de légères oscillations fébriles pendant les six premiers
jours. Dans ces deux cas, il ne s'agit pas, à proprement parler, de cholécystostomie; la vésicule n'a pas été suturée à la peau, et rien ne
démontre que le cystique fût perméable.

Mais dans les autres opérations, la cholédocotomie terminée, la vésicule ouverte est fixée à la peau et reçoit un drain. Riedel, dans deux cas
(49 et 58), après en avoir fini avec le cholédoque, fixe la vésicule à la
paroi et l'incise en terminant : cholécystostomie à fixation première et
incision dernière. Dans une autre opération (47), trouvant la vésicule
légèrement dilatée, et ayant reconnu un calcul dans le cholédoque, il
ouvre d'abord la vésicule, pour en vérifier le contenu : devant continuer
et pratiquer la cholédocotomie, si la vésicule ne contient pas de pus;
voulant, au cas contraire, borner son intervention à cette cholécystostomie, pour drainer les voies biliaires, faire cesser les accidents d'angiocholite, et créer ainsi des conditions favorables à l'incision ultérieure du
cholédoque. Dans ce cas, l'adoption de la cholécystostomie à fixation première et à incision dernière a compliqué l'intervention : fixation de la
vésicule à la paroi, incision de la vésicule, fermeture de la vésicule par
des points de suture, section des points de fixation, cholédocotomie,
seconde fixation de la vésicule à la paroi, et réouverture : l'ensemble de
l'opération a duré deux heures. En outre, par l'ouverture de la vésicule

préalablement fixée, il a été impossible, dans ce cas, de saisir un calcul obstruant l'origine du cystique, ce qui eût été cependant la condition indispensable d'une cholécystostomie efficace pour le drainage des voies biliaires. Ceci démontre une fois de plus les avantages reconnus de la cholécystostomie à incision première, à condition que les parties voisines soient soigneusement protégées de toute inoculation par des compresses stérilisées, et que l'ouverture de la vésicule, ainsi isolée, soit encore maintenue hors de la plaie par une couronne de pinces, ainsi que nous l'avons souvent vu faire à notre maître M. Terrier.

Outre la cholécystostomie et le drainage de la bile par la vésicule, on a fait dans les dix opérations de ce genre, sauf dans les trois cas de Riedel, un drainage ou un tamponnement de la plaie du cholédoque.

L'un des trois cas de mort que nous avons à examiner (Riedel, obs. 50) est incontestablement dû à l'absence de tamponnement et au manque total de drainage sous-hépatique. L'autopsie montre que les sutures de la vésicule à la paroi n'ont pas tenu sur la moitié inférieure de la vésicule, qui s'ouvre dans l'abdomen, et que les sutures n'ont pas tenu non plus sur la paroi friable du cholédoque. Le drainage de la bile par la cholécystostomie a été d'autant plus insuffisant que le pansement, changé au bout de deux jours, n'en contenait pas.

C'est encore à une péritonite suppurée, par épanchement d'une petite quantité de bile dans l'abdomen, qu'est dû le second cas de mort (obs. 54, Lauenstein). La plaie avait été tamponnée à la gaze iodoformée et les sutures du cholédoque avaient bien tenu ; il est vraisemblable que c'est au cours de l'opération que la bile a inoculé la cavité abdominale.

Dans l'observation 53 (Lauenstein), l'intervention est faite dans de fort mauvaises conditions ; dès l'ouverture de l'abdomen s'écoule de la bile épaisse, mélangée de pus, et la vésicule porte sur son fond deux perforations. L'opération n'a duré que trois quarts d'heure. La mort dès la nuit suivante est-elle due au choc, ou à une infection suraiguë consécutive aux manœuvres sur les voies biliaires profondes après ouverture de ce foyer infecté ? Peut-être aurait-il mieux valu, dans ce cas, s'en tenir à l'intervention d'urgence, nettoyage et tamponnement du foyer et fistule biliaire, assurer ainsi l'écoulement de la bile au dehors, et remettre la cholédocotomie à une date utérieure.

## § III. — Cholédocotomies secondaires.

OBS. 57. — KEHR. — *Calculs du cholédoque. Cholécystostomie : fistule biliaire persistante. Cholédocotomie secondaire, deux mois après. Guérison.* MARTIG. Thèse citée, Bâle 1893. — Femme, 48 ans. Coliques hépatiques datant de 5 ans.

22 octobre 1890. Cholécystostomie. Fistule biliaire complète.

28 décembre 1890. Cholédocotomie secondaire, avec maintien de la cholécystostomie. Adhérences très serrées, notamment vers le cholédoque. Dans le cholédoque on sent un calcul : incision de 1 centimètre et demi sur le cholédoque ; extraction de trois calculs de moyen volume. Cathétérisme. Vésicule suturée de nouveau à la paroi abdominale. Drain.

Guérison. Suites excellentes. Selles colorées au sixième jour. La fistule biliaire se ferme rapidement.

OBS. 58. — RIEDEL. — *Ictère chronique. Calcul du cholédoque. Cholécystostomie en deux temps : ablation d'un calcul de la vésicule. Fistule muqueuse ; imperméabilité du canal cystique ; continuation des accidents. Cholédocotomie. Ablation d'un calcul du cholédoque. Aucun drainage. Guérison.* RIEDEL. *Loc. cit.*, 1892, p. 105 (traduction in·extenso). — Femme, M. F..., 37 ans, entrée le 3 mars 1891. Il y a seize ans environ, la malade, alors déjà mariée et mère de deux enfants, eut pendant trois jours une crise de violentes douleurs épigastriques, survenues brusquement. Le premier accès dura une demi-heure, les douleurs se calmèrent ensuite pendant plusieurs heures, pour reparaître de nouveau avec une violence extrême. Elle ne peut me dire si elle eut alors des vomissements. Il n'y eut pas d'ictère. Pendant les quinze années suivantes, elle ne ressentit aucun trouble, supportait toute nourriture et vaquait librement à ses occupations.

En février 1890, elle est prise brusquement, à 11 heures et demie du soir, de vives douleurs abdominales, qui durent trois heures. Elle remarque alors, dans le côté droit du ventre, la présence d'une tumeur, que le médecin traitant reconnaît être la vésicule biliaire dure et augmentée de volume. Ces douleurs durent quatre semaines, s'amendant par moments. Pas d'ictère. La malade se présente à la Clinique gynécologique de Leipzig. On y constate un gros foie, et on lui conseille d'aller à la clinique de chirurgie. Elle ne le fait pas.

Pendant sept mois elle reste bien portante ; mais, en novembre 1890, les douleurs réapparaissent. Après un premier accès, de trois heures de durée, s'établit l'ictère, accompagné de fort prurit. La malade ne prend plus aucune nourriture et maigrit rapidement. Son poids, antérieurement de 110 livres, tombe dans l'espace d'un mois à 73 livres. Les selles sont absolument décolorées. Les crises de coliques hépatiques se répètent, avec frissons et température élevée. La malade entre dans le service en très mauvais état.

A l'examen, le lobe droit du foie, extraordinairement dur, descend très bas ; ce n'est pas seulement un abaissement isolé du bord antérieur : le lobe droit est hypertrophié dans sa totalité, et très dur, ainsi qu'on peut aisément le sentir à travers la paroi abdominale amaigrie. Les bords peuvent en être appréciés de la même façon ; on n'y trouve rien d'anormal. Tout à fait au milieu du bord du lobe droit, un peu au-dessus de l'ombilic, on sent seulement une résistance indistincte et douloureuse à la pression. Ictère très accusé.

*Opération*, le 7 mars. — Incision tout près de l'ombilic. On tombe sur de l'épiploon adhérant intimement à la vésicule biliaire qui est petite, un peu atrophiée, mais en apparence peu altérée. A travers ces mêmes parois on ne constate pas, superficiellement, de calculs ; dans la profondeur il paraît y en avoir un. Les voies biliaires sont palpées autant que possible par la petite incision abdominale, mais cet examen est incomplet et sans résultat. Suture (de la vésicule à la plaie abdominale).

Suites opératoires normales ; diminution de l'ictère ; légère coloration des selles.

21 mars. Incision facile de la vésicule biliaire qui se présente superficiellement : un seul calcul, rugueux, d'environ 2 centim. et demi d'épaisseur, est extrait sans peine d'une petite profondeur. La vésicule, petite et à parois minces, contient seulement des traces d'un liquide séreux, mélangé de quelques flocons de pus.

Notre espoir en l'heureux résultat de l'opération fut de courte durée. La fistule ne livrait passage qu'à du liquide muqueux, et bientôt reparurent de légères attaques de coliques hépatiques, qui devinrent ensuite excessivement violentes, lorsque la malade fut retournée chez elle pour les fêtes de Pâques. L'espérance de voir le canal cystique redevenir perméable dut être peu à peu abandonnée, puisque par la fistule ne s'écoulait aucune trace de bile. Il ne me restait donc qu'à enlever le calcul par incision directe du canal cholédoque.

28 mai. Incision à droite de l'ombilic, longue de 15 bons centimètres, fermeture provisoire de la fistule et ouverture du péritoine. On trouve immédiatement le côlon transverse, adhérent au fond de la vésicule biliaire. Ce tissu cicatriciel est dur, crie sous le bistouri. On ne peut absolument pas séparer ces adhérences avec un instrument mousse. On les coupe donc au bistouri, ce qui amène une perforation grosse comme un pois dans le côlon transverse. Cette perforation est immédiatement suturée à la soie fine. A ce moment, la plus grande partie de la vésicule est libérée ; mais vers le col de celle-ci, on rencontre des difficultés plus grandes encore : le pylore y est aussi intimement adhérent que tout à l'heure le côlon transverse. Incision de ces adhérences ; résultat : à ma droite, perforation du diamètre d'un pois dans l'estomac : à ma gauche, même perforation sur la vésicule biliaire, d'où s'échappe

de la sérosité : suture immédiate de ces deux perforations. On trouve alors le canal cystique, coudé en arc et sous forme d'un cordon dur, épais de 8 millim. environ, s'abouchant dans le cholédoque ; celui-ci a presque le volume du doigt et se dirige transversalement vers l'intestin. La partie terminale du canal cystique se coude à angle aigu et se dirige presque en arrière. On ne peut déterminer si sa lumière existe encore, ou si elle est oblitérée. Le canal cholédoque contient un gros calcul qui se laisse mobiliser. Le canal hépatique est aussi très épaissi. Le cholédoque est incisé dans le sens de sa longueur. Sa paroi a 2 millim. environ d'épaisseur et saigne beaucoup. Extraction d'un calcul long de 2 centim., large de 1 centim., épais de 7 millim. Suture de l'incision du cholédoque à la soie fine ; après la suture, l'hémorrhagie est diminuée, mais elle reste cependant assez abondante pour nécessiter d'autres points de suture ; le canal est fortement gonflé, probablement par épanchement sanguin dans sa cavité.

Pendant toute la durée de l'opération, les anses intestinales voisines avaient été écartées et protégées par des compresses de gaze fraîchement bouillie. Elles sont maintenant remises en place ; et l'on ferme la cavité abdominale, sans mettre de drain jusque sur la ligne de suture du cholédoque.

L'opérée semblait mourante. A cause de la tendance aux vomissements, il avait fallu la maintenir dans l'anesthésie la plus profonde. Les pupilles restaient dilatées, le pouls imperceptible. Je m'attendais à la voir mourir le jour même. Mais dès le premier soir le prurit, qui l'avait jusque-là privée de repos, diminuait. La nuit fut tranquille, pour la première fois depuis de longs mois.

Bientôt j'avais la preuve que le cholédoque ne contenait pas d'autres calculs : huit jours après l'opération, première selle normalement colorée. L'ictère disparaissait peu à peu. La plaie abdominale se cicatrisa par première intention. La fistule de la vésicule ne livrait passage qu'à quelques traces de sérosité.

Au milieu de juin, la malade se leva, munie d'une ceinture élastique. Le 1er juillet elle rentra chez elle. La fistule ne sécrétait presque plus rien ; elle se ferma définitivement en septembre.

Le 20 octobre 1891, l'opérée était en excellente santé ; elle avait gagné vingt neuf livres, et ne ressentait plus aucun trouble, mais le foie était encore très augmenté de volume.

2 janvier 1892. Santé excellente. Poids = 102 livres.

Obs. 59. — HANS KEHR. — *Lithiase biliaire ancienne. Ictère persistant depuis cinq semaines. Obstruction du canal cholédoque. Cholécystostomie. Fistule biliaire complète, persistante. Cholédocotomie, neuf mois après la cholécystostomie. Ablation de trois calculs du cholédoque. Guérison.* — *Berliner klinische Wochenschrift*, 9 janvier 1893, p. 41 (traduction in extenso). — La femme C..., 34 ans, journalière, d'Aderstedt, m'est adressée, pour que je l'opère, par le Dr Herbst-Eilenstedt.

Elle entre dans ma clinique le 20 octobre 1890. Elle présente un ictère très prononcé, et se plaint de vives douleurs dans la région de la vésicule biliaire.

Les traitements médicaux sont restés sans résultats. Les commémoratifs démontrent que depuis cinq ans déjà elle souffre de calculs biliaires : crises très fréquentes et très douloureuses, suivies d'ictère ; entre les crises, douleurs vagues dans les espaces intercostaux droits.

Comme elle est mère de nombreux enfants — elle a une fille de 17 ans, et, à son entrée dans la clinique, elle est enceinte de quatre mois — et femme d'un journalier, elle est obligée elle-même de beaucoup travailler : les douleurs qu'elle ressent ont fini par l'empêcher de gagner sa vie. Elle accepte volontiers l'opération, dont la nécessité est indiscutable, en face de l'insuccès des moyens médicaux et de la cholémie commençante.

Le foie est notablement augmenté de volume, ce qui n'a rien d'étonnant, avec un ictère aussi prononcé. La vésicule biliaire est légèrement augmentée de volume, dure, perceptible sous forme d'une tumeur douloureuse. L'ictère persiste depuis cinq semaines.

Les indications du genre d'opération étaient dans ce cas-là faciles à poser. L'ictère très prononcé, les violentes crises antérieures de coliques hépatiques, signes d'obstruction du canal cholédoque, me poussaient à pratiquer la cholécystostomie. La cholécystotomie idéale et la cholicystectomie étaient à éliminer d'emblée dans ce cas-là. La cholécystentérostomie et la cholédocotomie me semblaient provisoirement inutiles, parce que très souvent une simple cholécystostomie est suffisante. Il est évident que si je n'avais eu aucun espoir de rendre la perméabilité au canal cholédoque obstrué, j'aurais fait une cholécystentérostomie ; ou bien encore j'aurais eu recours à la cholédocotomie, si j'avais eu la certitude que le calcul, fortement enclavé dans le cholédoque, ne pouvait en être retiré par un autre moyen. J'espérais arriver à un bon résultat par une opération simple : et je la pratiquais le 22 octobre 1890, après les précautions d'usage.

Incision courbe de 15 centim. de longueur, parallèle au rebord costal. La vésicule biliaire est adhérente de toutes parts, et son extirpation totale ne serait possible qu'avec les plus grandes difficultés. Dans la profondeur existent de très nombreuses adhérences, surtout autour du cholédoque ; en sorte que la palpation de ce canal est presque impossible, et qu'il est très difficile de se renseigner exactement sur sa perméabilité. Incision de la vésicule biliaire : ablation de 14 calculs, de moyen volume, dont quelques-uns sont ramenés d'une grande profondeur. Aussi loin que je peux explorer avec le doigt ou avec la sonde, je n'arrive à sentir un calcul ni dans le cystique ni dans le cholédoque. L'ouverture de la vésicule est fixée à la paroi abdominale par une rangée de fils de soie : la plaie abdominale est refermée sur le reste de son étendue.

L'opération a duré trois quarts d'heure. Suites normales : pas de fièvre, bonne réaction. Les selles, auparavant grises, se colorent, preuve que le cholédoque est devenu perméable. La fistule, dans les premiers jours après l'opération, livrait passage à une grande quantité de bile ; elle se rétrécit peu à peu, l'écoulement de la bile diminua progressivement ; je ne renouvelais le pansement que tous les trois jours. Au bout de trois semaines, l'écoulement de la bile par la fistule externe avait complètement cessé. En face d'aussi bons résultats, je pensais que ma malade pouvait sortir de la clinique.

Mais quatre semaines après l'opération, elle recommença à souffrir. Les selles se décolorèrent, et l'écoulement de la bile se refit par la fistule en si grande abondance, qu'il fallait changer le pansement trois ou quatre fois par jour. De grosses sondes, que je pouvais introduire facilement et profondément, ne buttaient nulle part contre un calcul. Des injections d'eau tiède, faites dans la fistule, sous une forte pression, ne donnèrent aucun résultat. Il était évident que seul un calcul enclavé dans le cholédoque pouvait être la cause des douleurs et de l'ictère. D'où est venu ce nouveau calcul ? Nous savons que les calculs peuvent se former dans les voies biliaires intra-hépatiques. Je rappelle seulement ici l'opinion de Sendler et de Körte. Dans mon cas, ce temps très court de cinq semaines m'oblige à supposer que j'ai laissé un calcul pendant l'opération. Je n'ai pas trouvé ce calcul, parce que les adhérences très nombreuses du cholédoque gênaient mes recherches ; dans des conditions aussi compliquées, il faudrait avoir beaucoup de patience, et parfois des heures.

L'exploration par la sonde et par les injections restant sans résultat, je me décidais à ouvrir le cholédoque par une nouvelle intervention. Mais je me rendais compte de la gravité de cette opération, et pensant qu'il n'y avait pas lieu de mettre en danger la vie du fœtus, je renvoyais cette femme pour terminer sa grossesse ; elle revint après son accouchement, qui fut normal quelques mois plus tard. Durant ce temps, elle perdait une grande quantité de bile par sa fistule ; ses forces se conservaient assez bien, mais elle se plaignait de vives douleurs. La peau de l'abdomen était fortement irritée par la bile. Cet état ne pouvait durer : la malade demandait à être soulagée de ces douleurs, et il fallait mettre fin à cet écoulement de la bile.

Au commencement de juin 1891, elle rentre dans ma clinique, souffrant beaucoup et demandant une opération immédiate. Je cherchais, par la sonde ou par l'injection de liquide, à rendre le cholédoque perméable. Vers le milieu de juin, j'introduisis un cathéter en argent par la fistule, et au moyen d'une seringue j'injectai une grande quantité d'eau. Cette manœuvre causa à la malade de vives douleurs dans la région épigastrique. Elle eut une colique hépatique typique. Puis les douleurs cessèrent; les selles qui, jusque-là, étaient restées grises, se colorèrent de nouveau, et l'écoulement de la bile par la fistule se tarit. Déjà je la croyais guérie, lorsque quatorze jours plus tard, — au commencement de juillet, — le vieux jeu recommença, et la bile se remit à couler en abondance par la fistule. J'eus encore recours au procédé des injections, mais cette fois sans résultat. J'imaginai alors un autre moyen, qui d'ailleurs n'atteignit pas le but désiré. Je fermai la fistule au moyen d'un petit obturateur conique en bois, entouré de ouate : la bile serait ainsi forcée de passer dans l'intestin, et pourrait peut-être dégager d'elle-même le calcul enclavé. Les selles se colorèrent en effet, mais les douleurs devinrent beaucoup plus vives : quand, pour les soulager, j'enlevai l'obturateur, il s'écoula immédiatement par la fistule environ un quart de litre de bile.

Il était donc évident que le cholédoque ne pouvait pas redevenir perméable, et que la totalité de la bile continuerait à s'écouler par la fistule externe. Je n'avais dès lors, pour faire cesser cet état, d'autre moyen qu'une opération, volontiers acceptée par la malade. Mon but était de rendre perméable le canal cholédoque par refoulement des calculs ou par la cholédocolithectomie, ou, au cas d'absence de calculs et d'oblitération du cholédoque par un obstacle impossible à enlever, de pratiquer la cholécystentérostomie.

*Opération*, le 28 juillet. — Je commence par inciser la fistule dans toute son épaisseur, mais je m'aperçois bientôt qu'ainsi je ne peux avancer. La vésicule biliaire, rétractée en un étroit conduit, ne se laisse dilater par aucun moyen. Je prolonge donc l'incision, des deux côtés, sur l'ancienne cicatrice ; j'isole la vésicule biliaire aussi loin que je le peux, et je cherche à découvrir l'obstacle. Mais même ainsi je ne peux y parvenir. A mon incision transversale je joins alors une longue incision verticale sur la ligne blanche, de l'appendice xiphoïde à l'ombilic. Le lambeau ainsi formé est rabattu en bas : j'ai ainsi beaucoup de place et un excellent jour pour explorer la cavité abdominale. De plus petites incisions m'auraient été insuffisantes dans ce cas très compliqué. Lors de la première opération j'avais déjà trouvé de nombreuses adhérences, encore augmentées maintenant du fait de cette première intervention. Pour me faire place, je dissèque et je coupe entre deux ligatures un grand nombre de lamelles et d'adhérences ; je suis obligé de sectionner aussi le ligament suspenseur. Je parviens enfin à découvrir dans la profondeur et à explorer le canal cholédoque : après de nombreuses recherches et de longs tâtonnements, j'y découvre un calcul. Mais il ne se laisse mobiliser ni vers le duodénum, ni vers la vésicule biliaire, tellement il paraît fortement enclavé. Finalement j'en mobilise un gros fragment, le faisant remonter de la profondeur vers l'origine du canal cholédoque, jusqu'en un point où il reste fixé. Là, je le sens profondément par l'ouverture de la vésicule, mais il m'est impossible de le ramener avec une pince. Je ne peux pas essayer, à l'exemple de Lawson Tait et de Langenbuch, de le saisir et de le briser à travers les parois du canal, parce qu'en d'autres cas les débris ainsi formés ont peut-être été une nouvelle cause de formation de calculs. Je me décide donc à ouvrir le cholédoque par une incision de 1 centimètre et demi, et je peux ainsi, sans grandes difficultés, enlever trois calculs blancs de moyen volume. L'incision du canal est soigneusement fermée par six points de suture fine, et l'orifice de la vésicule biliaire est de nouveau suturé à la plaie abdominale. Fermer la vésicule et la réduire dans l'abdomen me paraissait hasardeux, parce que, en premier lieu, le cholédoque avait été assez maltraité par de nombreuses explorations et tentatives d'extraction, et, en second lieu, quoiqu'après l'ablation des trois calculs la sonde ait pénétré très loin et vraisemblablement dans le duodénum, je ne pouvais néanmoins être absolument certain de la parfaite perméabilité du cholédoque. Je sentais, en effet, en un point du cholédoque, près du duodénum, une induration légère qui me suggérait la possibilité d'un calcul incrusté dans la paroi du canal. Je ne pouvais malheureusement pas m'attarder sur ce point à des examens plus complets. Je travaillais déjà depuis quatre heures dans la cavité péritonéale, et la malade commençait à s'affaiblir. Je me hâtais donc de refermer la vaste plaie abdominale ; j'introduisis un petit drain dans la vésicule biliaire. Pansement. L'opération entière avait duré quatre heures et demie.

*Suites opératoires*, très bonnes. L'opérée n'a eu de la fièvre que le premier matin après l'opération (38°,7). A partir de ce moment, température toujours normale.

Le sixième jour, après une purgation à l'huile de ricin, première selle normalement colorée.

La fistule n'a livré passage qu'à une minime quantité de bile ; celle-ci s'est toujours librement écoulée par le cholédoque et la fistule s'est rapidement fermée. Les douleurs ont définitivement disparu. La plaie abdominale s'est réunie par première intention dans toute son étendue, sauf au point de jonction de l'incision transversale et de l'incision verticale : là s'est formé un petit abcès de la paroi, qui a été rapidement guéri.

Mes craintes de voir le calcul incrusté dans la paroi du cholédoque devenir la cause d'une nouvelle obstruction ne se sont pas réalisées. Il se pourrait néanmoins qu'il se produisît ainsi une nouvelle oblitération du cholédoque. Dans ce cas, je n'hésiterais pas à proposer à cette femme une troisième laparotomie, pour aller directement enlever l'obstacle siégeant près du duodénum, ou, si cela n'était pas possible, pour en venir à la cholécystentérostomie.

(NOTE). Cette femme est complètement guérie, et sa santé ne présente pas le moindre trouble (janvier 1893).

OBS. 60. — HANS KEHR. — *Ictère chronique ; cholémie. Calcul du cholédoque. Cholécystostomie. Deuxième intervention quatre jours après la première : rupture d'adhérences coudant le duodénum ; cholédocotomie et ablation du calcul du cholédoque. Mort (probablement de choc. Pas d'autopsie).* — *Berliner klinisch. Wochenschrift*, 13 février 1893, p. 169 (traduction in extenso). — Femme B..., 52 ans, de Wernigerode. Elle m'est adressée pour que je l'opère, par le Dr Hohlfeder, de Wernigerode. Entrée le 11 avril 1892. Elle souffre de coliques hépatiques depuis une dizaine d'années ; elle est profondément ictérique depuis un an et demi ; actuellement elle a presque chaque jour des accès douloureux ; elle est très abattue.

A l'examen, on trouve le foie très augmenté de volume ; la vésicule biliaire n'est pas perceptible. Le médecin traitant a posé le diagnostic de calcul du cholédoque.

*Opération*, le 14 avril 1892. — Incision sur le bord du foie, selon la pratique de Courvoisier. La vésicule biliaire n'est pas très grosse ; sa face inférieure adhère intimement au duodénum ; la séparation de ces adhérences se fait sans difficultés. Dans la vésicule même se trouvent des calculs ; à l'origine du cholédoque je sens aussi, mais seulement d'une façon passagère, une très grosse concrétion. De longues recherches ne me font pas retrouver ce calcul du cholédoque ; mes aides ne le retrouvent pas non plus. Je suppose alors qu'il a été ramené dans la vésicule ; dans celle-ci, outre de nombreux petits calculs, j'en trouve, en effet, un qui présente presque le volume d'une noix. La vésicule biliaire est suturée à la paroi abdominale. Les suites opératoires sont absolument apyrétiques. Aucune réaction péritonéale. Aucune douleur. La malade rend des gaz le deuxième jour après l'opération.

Quatre-vingt heures après l'intervention, l'opérée commence à vomir. Aussitôt qu'elle prend un verre de lait, elle ressent dans la région de l'estomac des pesanteurs qui ne cessent qu'au bout de quelques minutes, lorsqu'elle vomit le liquide ingéré. Je change le pansement, et je trouve la plaie en bon état. Par la fistule s'écoule beaucoup de bile. Je fais boire à la malade plusieurs tasses de lait, et je remarque que la région de l'estomac se ballonne fortement. On peut sentir nettement la grande et la petite courbure, à travers la paroi abdominale relâchée, et je ne doute pas que la première partie du duodénum ne soit fixée à la face inférieure de la vésicule biliaire par des adhérences de nouvelle formation.

La péritonite était sûrement à éliminer : le pouls était lent (72 à la minute) et il n'y avait pas de fièvre. Il n'y avait pas de temps à perdre.

Je rouvre le ventre par une incision de l'appendice xyphoïde à l'ombilic : je trouve, en effet, des adhérences de formation récente, unissant la vésicule au duodénum, et coudant celui-ci à angle aigu. Pour empêcher la formation de nouvelles adhérences, j'introduis entre la face inférieure de la vésicule et le duodénum un lambeau de gaze stérilisée, que je fais sortir par la plaie abdominale. Je veux encore une fois réexaminer le cholédoque et chercher le calcul positivement senti lors de la première opération : je le retrouve, cette fois je ne le laisse pas échapper, et je le pousse vers le duodénum. Incision du cholédoque dilaté tout près de l'intestin ; ablation d'un gros calcul ; fermeture de la plaie du cholédoque par une suture à deux étages. Je laisse ouverte la fistule biliaire externe : elle sera une soupape de sûreté pour la suture du cholédoque.

Quoique faite aussi rapidement que possible, cette opération a duré deux heures. Désorganisée par la morphine, affaiblie par ses douleurs incessantes, et en proie à la cholémie, la malade n'était pas en état de supporter ces deux laparotomies pratiquées à quatre jours de distance. Quelques heures après l'opération, elle tomba dans le collapsus et mourut.

La deuxième intervention était catégoriquement indiquée ; mais je me suis demandé, depuis, s'il n'eût pas mieux valu attendre quelque temps pour la cholédocotomie, jusqu'à ce que l'état de la malade se fût un peu relevé : ses longues souffrances l'avaient rendu morphinomane ; elle avait complètement perdu l'appétit, et présentait un haut degré d'intoxication cholémique.


Obs. 61. — HANS KEHR. — *Lithiase biliaire. Cholécystite suppurée. Cholécystostomie ; ablation de calculs de la vésicule ; persistance d'un calcul dans le cystique ; fistule muqueuse. Passage probable dans le cholédoque du calcul du cystique ; fistule biliaire complète. Cholédocotomie. Ablation d'un calcul du cholédoque. Fermeture spontanée de la fistule. Guérison.— Deutsche Zeitschrift*

*fur Chirurgie*, 1894, vol. 38, p. 355 (traduction in extenso). — Femme S...,
47 ans, de Westeregeln, opérée une première fois, le 13 juin 1892, pour un
empyème de la vésicule biliaire (cas VIII de mon travail antérieur : *Berlin,
Klin. Wochenschr.*, p. 71, 1893). Pour éviter d'infecter la région opératoire, on renonce à l'examen du canal cystique, et l'on fait une cholécystostomie. La bile ne s'écoule pas. Fistule muqueuse. Au milieu de novembre,
l'ouverture de la fistule s'est tellement rétrécie que l'accumulation dans la
vésicule des sécrétions muqueuses cause de la douleur. Le 1er décembre,
j'agrandis la fistule en l'incisant, et j'enlève deux calculs ; dans le cystique
lui-même, je trouve avec la sonde un troisième calcul dont je ne peux ramener
qu'un fragment. J'attends encore quelque temps, avant d'en entreprendre
l'extraction. Pour éviter la fermeture trop rapide de la fistule, je mets un gros
drain dans la vésicule biliaire.

A partir du 1er février 1893, la fistule se ferme peu à peu ; l'opérée était en
excellente santé, n'avait plus de migraines, et l'ictère n'avait pas reparu. Mais
au milieu du mois de mars, retour des migraines ; à partir du 21 mars, coliques
hépatiques, fièvre légère, ictère peu prononcé. Le 29 mars, je pratique de
nouveau une petite réouverture de la fistule, sans ouvrir la cavité abdominale.
J'incise simplement l'ancienne cicatrice, derrière laquelle on sentait nettement
la vésicule distendue. Une grosse aiguille est enfoncée à ce niveau : elle livre
passage à du liquide hydropique, et l'orifice est agrandi avec la pointe du
bistouri, guidé sur l'aiguille. J'en écarte les lèvres au moyen d'une pince,
jusqu'à ce que je puisse y introduire le doigt. Il s'en écoule une grande quantité de liquide trouble. La sonde ne me fait pas découvrir de calcul. A la suite
de cette intervention, disparition de la fièvre, de la douleur et de l'ictère.

Le 31 mars, je suis agréablement surpris de trouver le pansement traversé
par la bile : le canal cystique est libre, le calcul qu'il contenait, disparu. Où est
allé ce calcul? Il ne se trouve pas dans le pansement, et la sonde ne me le fait
pas sentir dans la vésicule encore très dilatée. Je me tranquillisais en atten-
dant, pensant qu'il s'était logé dans quelque dépression de la muqueuse de la
vésicule. Mais peu à peu, l'écoulement de la bile par la fistule devient profus,
et les selles se décolorent. L'appétit diminue ; la soif est vive ; la malade se
plaint de douleurs épigastriques et lombaires. Tout ceci m'amène à penser que
le calcul du canal cystique a passé dans le cholédoque. Répétant une expérience
déjà faite dans le cas 11 de mon travail antérieur (voir obs. 59), j'introduis dans
l'orifice de la fistule un petit obturateur en bois, entouré de ouate, que je main-
tiens en place avec de la ouate et du collodion. Aussitôt s'établit un tableau
qui vient confirmer mes soupçons de calcul dans le cholédoque : ictère léger,
vives douleurs, et frissons suivis de fièvre s'élevant à 40°. Les selles offrent
quelques traces de coloration par la bile, mais la plus grande partie reste totalement décolorée. L'ablation du tampon obturateur fait cesser tous ces symptômes, y compris la fièvre ; le tout reparaît si je ferme la fistule de nouveau.

Dans le courant d'avril, l'état reste le même. On pouvait remarquer que, du
fait du manque total d'appétit et de la très faible quantité d'aliments ingérés, la

sécrétion biliaire était minime, en sorte que parfois la fistule ne donnait presque rien. La bonne impression de ce fait ne durait que peu de temps, parce qu'après un repas un peu plus copieux, la fistule livrait de nouveau passage à une grande quantité de bile, obligeant quelquefois à changer trois fois par jour un épais pansement. La malade maigrissait, se désespérait de sa situation : elle accepta volontiers l'opération que je lui proposai. Je voulais enlever directement le calcul du cholédoque par l'incision de ce canal.

*Opération*, le 27 avril 1893. — Incision sur la ligne médiane, de l'appendice xiphoïde à l'ombilic. Voyant qu'ainsi je n'avais pas assez de jour, j'y ajoute une seconde incision, transversale, commençant à trois travers de doigt au-dessus de l'ombilic, et conduite jusqu'à la fistule biliaire. Cette incision transverse, perpendiculaire à l'incision médiane, mesure environ 10 centim. Je relève en haut et en dehors le lambeau ainsi taillé, et je le fixe par un point de suture à la paroi thoracique. Comme il était facile de le prévoir, je rencontre de nombreuses adhérences dans la cavité abdominale, et je ne les libère qu'avec les plus grandes difficultés. Je réussis ensuite à trouver dans le cholédoque un calcul du volume d'une petite noisette, et à l'enlever en incisant le canal. Cette incision du cholédoque est fermée par huit points de soie fine. Avec les branches d'une pince, je dilate l'orifice de la fistule vésiculaire ; je place un gros drain dans la vésicule, qui d'ailleurs n'a pas perdu ses caractères et a gardé un aspect piriforme. Les plaies verticale et transversale de la paroi sont complètement fermées par une suture à deux étages.

*Suites opératoires*, relativement bonnes. Le premier jour, la température monte à 38°,3, le pouls à 160 pulsations. L'état nerveux de la malade, déjà constaté lors de la première opération, entre peut-être pour une certaine part dans la production de ces symptômes. Urines toujours spontanément émises ; pas de vomissements. Le deuxième jour, du météorisme assez accusé disparaît à la suite d'un lavement glycériné. Le cinquième jour, après une purgation à l'huile de ricin, évacuation d'une selle bien colorée. La guérison marche rapidement. Selles régulières. Disparition des migraines. L'opérée se lève le douzième jour et sort guérie le vingtième jour. Les fils avaient été enlevés le dixième jour ; toute l'étendue de cette grande plaie abdominale était cicatrisée par première intention. Le drain de la vésicule biliaire fistuleuse, par lequel ne s'écoulait qu'une faible quantité de bile, est enlevé le même jour que les points de suture. En peu de temps, l'état de la malade change totalement : l'appétit et les forces reviennent. Aujourd'hui, deux mois environ après l'opération, la santé de cette femme est excellente.

OBS. 64. — ELLIOTT. — *Calcul biliaire enclavé dans le cholédoque. Cholécystostomie. Fistule biliaire persistante, complète. Cholédocotomie, quatre mois après la première intervention. Guérison.* — *Boston Medical and Surgical Journal*, 1894, p. 83-84 (traduction in extenso). — Femme de 39 ans, blanchisseuse, sujette à des attaques de coliques hépatiques survenant de temps en temps, depuis une quinzaine d'années. Il y a dix ans, elle a éprouvé une crise particulièrement forte : une autre semblable, il y a cinq ans. Pendant ces deux dernières années, ces crises sont devenues de plus en plus fréquentes, si bien qu'elle en a eu sept ou huit dans le cours de l'an dernier. Durant ces deux derniers mois, ces crises de coliques hépatiques, avec vomissements, se reproduisaient presque chaque semaine. Amaigrissement ; perte des forces. Cinq jours avant son entrée à l'hôpital, crise violente qui l'oblige à quitter tout travail et à s'aliter ; fièvre, frissons, vives douleurs dans le côté droit, s'irradiant dans l'abdomen. Elle n'a pas remarqué avoir eu de la jaunisse. Pas de constipation.

Entrée à Massachusetts General Hospital, le soir du 1er février 1893 : température, 38° ; pouls, 110. Ictère généralisé, de moyenne intensité. Abdomen légèrement météorisé. Dans l'hypochondre droit, on sent une tumeur piriforme, qui se continue avec la matité du foie, occupe presque tout le côté droit de l'abdomen, et descend jusqu'au-dessus de l'épine iliaque antéro-supérieure. Cette tumeur est mate à la percussion, fluctuante ; son extrémité est arrondie ; elle est assez sensible à la pression. Le reste de l'abdomen n'est pas douloureux. L'état général de la malade, épuisée par ses souffrances, semblait exiger un soulagement immédiat.

Incision au-dessus et à droite de l'ombilic, sur la partie saillante de la tumeur. Vésicule biliaire très dilatée, contenant un litre et demi de bile, et vingt calculs : évacuation de son contenu ; suture à la paroi abdominale des parois de la vésicule épaissie. On n'essaie pas de débarrasser les canaux de leurs calculs, parce que le pouls de la malade était devenu fréquent et faible pendant l'opération.

Les *suites opératoires* sont bonnes. Mais la bile, épaisse, continue à s'écouler en grande quantité par l'ouverture de la vésicule, et les selles restent décolorées. L'ictère persiste encore, mais à un moindre degré. Pendant deux mois, l'état de la malade reste assez mauvais. De temps en temps, légère poussée de température, avec frisson. Fréquentes crises de douleurs et de vomissements, que soulageait l'écoulement copieux de la bile par la fistule cutanée. A deux reprises, l'examen des voies biliaires avait été pratiqué, une fois par le Dr Homans, et l'autre par moi-même, au moyen du doigt et d'un cathéter introduit par la vésicule biliaire, sans faire découvrir de calcul.

Le 22 mai, persistance des crises douloureuse et de la décoloration des selles. La malade maigrissait et paraissait en assez mauvais état.

*Opération*, 22 mai 1893. — Ouverture de l'abdomen immédiatement en dedans du point où la vésicule biliaire avait été suturée à la paroi lors de la première intervention. On libère les adhérences de la vésicule biliaire, et l'examen du cholédoque fait en introduisant un doigt dans la vésicule et l'autre main dans la cavité abdominale, fait découvrir un gros calcul situé dans le cholédoque, près du duodénum. Il est impossible d'atteindre ce calcul au moyen d'un instrument introduit par la vésicule. Le duodénum adhère en avant au cholédoque ; on dissèque ces adhérences, et toute la région est entourée avec de la gaze. Incision du cholédoque, et ablation d'un calcul du volume d'un œuf de pigeon : on trouve en outre quelques calculs plus petits dans la partie voisine et dilatée

J.

7

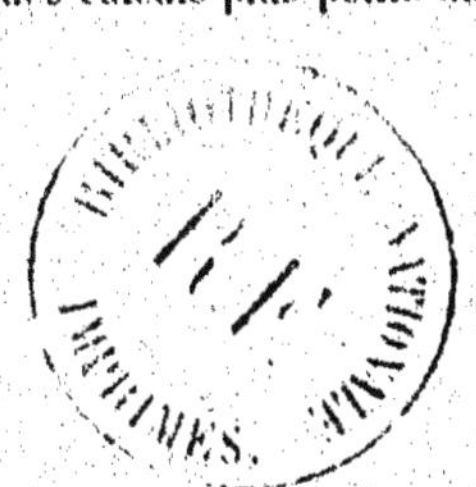

du cholédoque. Le doigt peut alors facilement s'introduire en arrière vers les canaux cystique et hépatique. Fermeture de l'incision du cholédoque par des sutures à la soie. Tamponnement de la région avec de la gaze, qu'on fait sortir par la plaie abdominale. On fait deux pansements distincts : l'un, pour la plaie opératoire, l'autre pour la fistule biliaire. Le pansement qui recouvre la plaie opératoire est maintenu séparé de celui de la fistule, et à l'état sec, par une couche de collodion.

*Suites opératoires* excellentes; la plaie opératoire guérit sans aucune difficulté. L'écoulement qui se fait par la vésicule perd sa couleur bilieuse, et devient clair, épais, sirupeux comme de la glycérine. Le 1er juin, cet écoulement par la fistule vésiculaire est très diminué, et l'on note pour la première fois la coloration jaune des selles. Dans le courant des mois de juin et de juillet, la malade continue à s'améliorer lentement : souvent survenaient des douleurs dans le dos et dans le côte, accompagnées de nausées. Sur l'avis des Drs Cutter et Cabot, elle prenait, avec grand profit, du salicylate de soude. En août, elle avait augmenté de poids, avait repris des forces, et elle partait pour l'Islande, en bonne santé, mais portant une toute petite fistule de la vésicule biliaire.

Obs. 63. — HANS KEHR. — *Lithiase biliaire. Ablation de 54 calculs de la vésicule, et cholécystostomie. Fistule biliaire persistante, calcul du cholédoque. Cholédocotomie, ablation d'un calcul du cholédoque. Fermeture spontanée de la fistule, guérison.—Deutsche Zeitschrift für Chirurgie,1894,vol.38, p.354.—*Femme, 37 ans, entrée le 11 juillet 1893. Crampes d'estomac depuis 15 ans. Depuis 1888, vives douleurs, jamais d'ictère (Ulcère rond?). Dilatation de l'estomac. Le 1er juillet, coliques hépatiques et ictère.

*Diagnostic.* — Calculs biliaires. Dilatation de l'estomac (adhérences).

13 juillet. Incision au bord du muscle droit. Adhérences de la vésicule au pylore (hypertrophie). Pendant la libération des adhérences se produit une perforation de la vésicule : les parois de celle-ci étant saines, on fait la suture de cette perforation. Cholécystostomie. Ablation de 54 calculs. L'hypertrophie du foie rend difficile la suture de la vésicule à la paroi.

L'opérée désire la fermeture de la fistule. Le 9 septembre, séparation de la vésicule fistuleuse d'avec la paroi abdominale antérieure, et fermeture de la fistule par sutures. Mais la suture ne tient pas, et la fistule se rouvre.

Le 16 septembre, on pratique donc la cholédocotomie : il y avait un petit calcul dans la papille du duodénum.

*Suites.* — Pas de fièvre. Bon état général. La bile s'écoule en quantité par la fistule. On fait l'expérience de l'obturation de cette fistule : vives douleurs, coloration des selles.

Le 24 octobre, la malade sort : elle porte une fistule par où s'écoule peu de bile. Cette fistule se ferme complétement quatorze jours plus tard.

Obs. 64. — HANS KEHR. — *Cholécystostomie et cysticotomie pour accidents aigus de cholécystite et d'angiocholite calculeuses. Fistule biliaire persistante. Diagnostic : calcul du cholédoque. Cholédocotomie. Guérison.* — *Deutsche Zeitschrift für Chirurgie*, 15 juin 1894, p. 367 et 387 (traduction in extenso). — « Ce cas est un des plus importants que j'aie à signaler, et je tiens à le rapporter en détails. Il s'agit d'une femme âgée de 55 ans, entrée le 1er décembre 1893. Depuis plusieurs années, elle était sujette à des crises de coliques hépatiques ; trois jours avant son entrée, ont apparu tous les signes d'obstruction des voies biliaires (fièvre, frissons, ictère, douleurs). Diagnostic : calculs dans le canal cystique, cholécystite aiguë, peut-être angiocholite suppurée.

Le 3 décembre, température élevée (40°,5). Incision au bord externe du muscle droit. Suppuration commençante dans la vésicule biliaire, qui contient des calculs. Nombreux petits foyers punctiformes de suppuration à la surface du foie. Adhérences entre le foie et le péritoine pariétal. La palpation du cholédoque reste négative. Foie rouge foncé et augmenté de volume (angiocholite suppurée?). Le canal cystique contient deux gros calculs qui y sont fortement enclavés. L'ablation de ces calculs par la cysticotomie peut seul rétablir la perméabilité du canal cystique, et permettre ainsi un drainage minutieux des voies biliaires, seul moyen d'amender les accidents actuels. Cysticotomie et cholécystostomie. La bile qui s'écoule du canal hépatique est trouble et floconneuse.

Pendant quelques jours, l'état de la malade reste grave : la fièvre ne diminue que lentement, et les frissons se reproduisent encore. La sécrétion de la bile est très abondante ; la bile, trouble et floconneuse pendant les premiers jours, devient ensuite plus claire.

Au bout de huit jours, la malade était hors de danger; mais l'écoulement de la bile par la fistule restait si abondant, qu'il était nécessaire de faire chaque jour un énorme pansement. Les selles étaient passablement colorées en brun ; appétit bon ; état général excellent. L'état de cette femme s'améliorait de jour en jour ; cependant l'écoulement de la bile persistait avec la même abondance. Le cholédoque n'était donc pas en état normal. Je me demandais si, dans ce cas, la persistance du gonflement de la muqueuse ne pouvait empêcher le cheminement de la bile dans le cholédoque et son passage dans l'intestin. Je pensais aussi à l'existence d'un calcul, mais lors de l'opération, un examen minutieux ne m'en avait montré aucune trace dans le cholédoque. Il était encore possible qu'une adhérence donnât au cholédoque une position vicieuse et en gênât la perméabilité, ou bien que la vésicule biliaire fixée à la paroi abdominale, exerçât une traction sur le cholédoque et en produisît la coudure.

Vers la fin de janvier, répétant une expérience déjà souvent faite, j'obturai la fistule avec de la ouate et du collodion. La femme resta au lit ce jour-là ; durant les premières vingt-quatres heures il ne s'écoula pas de bile ; les selles parurent tout à fait colorées; mais pendant la nuit la malade fut prise d'une violente colique hépatique, qui dura six heures environ. En même temps la bile s'écoula en grande quantité par la fistule extérieure, dont elle avait fait sauter l'occlusion. La première selle fut complétement grise, la suivante brune : j'y trouvais à mon grand étonnement, un calcul anguleux, de un demi-centimètre d'épaisseur. L'expérience que j'avais entreprise pour le diagnostic avait donc eu, dans ce cas, un effet curatif, malheureusement de peu de durée.

L'écoulement de la bile resta peu considérable pendant les premiers jours ; je pensais que tous les calculs étaient maintenant expulsés du cholédoque, et je procédais, le 2 février, à la dissection de la vésicule biliaire d'avec la paroi abdominale, à l'avivement et à la suture de l'ouverture de la fistule, sans ouvrir la cavité abdominale. La plaie extérieure ne fut réunie qu'en partie, le reste tamponné avec de la gaze. Tout alla bien pendant cinq jours : aucune douleur, selles colorées en brun. Mais à la fin du cinquième jour l'orage éclatait : la femme souffrit toute la nuit, et le matin elle était inondée de bile. Les sutures, que j'avais placées avec le plus grand soin, avaient sauté. La bile était trouble et floconneuse, s'écoulant en grande quantité par la fistule largement béante. Y avait-il encore un autre calcul dans le cholédoque ? Mes appréciations optimistes s'étaient évanouies en grande partie et je ne pouvais penser à autre chose qu'à une concrétion enclavée dans le cholédoque. Le gonflement de la muqueuse du cholédoque n'aurait pas suffi à faire éclater, au cinquième jour, la suture soigneusement faite de la fistule vésiculaire. Je me décidai donc à vérifier l'état du cholédoque par une laparotomie exploratrice. Au cas de calcul, je l'enlèverais par une cholédocotomie ; au cas d'adhérences, je les libérerais ; enfin il me resterait la cholécystentérostomie comme dernière ressource.

Le 20 février, longue incision médiane depuis l'appendice xiphoïde jusqu'à l'ombilic. Quelques adhérences dans la profondeur. L'ancienne suture du canal cystique est encore perceptible. Le cholédoque est bientôt libéré : je n'y sens pas de calcul. La tête du pancréas semble plus dure qu'à l'ordinaire (carcinome ?). Après des recherches multiples et répétées pour trouver trace d'un calcul dans le cholédoque, je me prépare à faire une cholécystentérostomie. Incision transversale du muscle droit, à 2 centim. au-dessous de la fistule de la vésicule biliaire. La vésicule est séparée d'avec la paroi abdominale. J'explore encore une fois le cholédoque. Naturellement, après avoir inutilement séparé la vésicule d'avec la paroi, je trouve maintenant un calcul dans le cholédoque. Deux tentatives faites pour le mobiliser restent infructueuses. Incision directe sur le calcul, et extraction par la plaie du cholédoque : il mesure un centimètre et demi de longueur. Deux anses de fil maintiennent l'ouverture du cholédoque. Avec le doigt je ne sentais plus loin aucun autre calcul. Cependant la sonde était arrêtée et me faisait découvrir encore une grosse concrétion dans le canal hépatique, et deux autres petits calculs dans le cholédoque. Extraction de ces calculs par la plaie du cholédoque. A plusieurs reprises, je faisais de nouvelles explorations avec la sonde, pour m'assurer qu'il ne restait aucun calcul : à cette occasion je pouvais me convaincre une fois de plus, qu'il était impossible de sonder le cholédoque par la fistule extérieure. La dureté des calculs rendait la lithotritie impossible ; en outre, il est à remarquer que je ne parvenais pas à sentir les trois derniers calculs avec le doigt, et que c'est seulement par la sonde que je les ai découverts. C'est pourquoi le cathétérisme du canal hépatique et du cholédoque est de première importance. Après m'être assuré de la perméabilité complète des voies biliaires, je ferme l'incision du cholédoque par deux rangées de sutures. L'ouverture de la vésicule biliaire, longue de 0 centim.; environ, est fermée et réduite dans l'abdomen sur une étendue de 5 centim., le centimètre restant étant laissé ouvert et suturé au péritoine pariétal. Un petit drain est placé dans la vésicule. Sutures profondes et superficielles de la plaie abdominale. Pansement. Durée de l'opération, trois heures, 250 gr. d'éther. Anesthésie très bonne. Le pouls est lent lorsqu'on remporte la malade dans son lit.

*Suites* apyrétiques. L'écoulement de la bile par la fistule vésiculaire diminue de plus en plus. Guérison rapide. La malade sort trois semaines après l'opération. La fistule est complètement fermée. Santé parfaite. »

Obs. 65. — **KUMMEL.** — *Calculs de la vésicule biliaire et du canal cholédoque. Cholécystostomie : ablation de 140 calculs de la vésicule. Fistule persistante. Cholédocotomie huit mois après. Ablation d'un calcul du cholédoque. Guérison.* (Inédite). — Demoiselle Gr..., âgée de 26 ans. En 1892, fièvre typhoïde; à la même époque, coliques hépatiques.

En avril 1893, *cholécystotomie* : ablation de 140 calculs, les uns petits, les autres volumineux. L'opération a été pratiquée selon le manuel opératoire que j'emploie habituellement : libération de la vésicule, union de la vésicule au péritoine et à la couche musculaire par une suture continue, dans une étendue d'une pièce d'un marck, ensuite ouverture de la vésicule par des sutures au catgut; par dessus, réunion complète de la peau.

La plaie guérit, sauf persistance d'une petite fistule, qui tantôt se fermait, et tantôt se rouvrait et sécrétait. Plus tard la malade recommence à souffrir, quoique la vésicule biliaire ne contienne plus de calculs.

*Cholédocotomie*, le 5 décembre 1893. — Le canal cholédoque contient un calcul du volume d'un pois, calcul fortement enclavé. Incision du canal; ablation du calcul; suture de la petite plaie. Fermeture de l'abdomen.

Guérison sans incident. Depuis ce temps, l'opérée se maintient en excellente santé, et ne ressent plus aucun trouble (mai 1895).

Obs. 66. — **TERRIER.** — *Cholécystectomie pour cholécystite calculeuse. Guérison opératoire : mais fistule biliaire, et ictère persistant avec décoloration des selles. Calcul du cholédoque. Cholédocotomie, huit mois après la première intervention. Guérison.* Communication à l'*Académie de médecine*, séance du 6 mars 1894. — Louise B..., 55 ans, entre le 2 mai 1893, à l'hôpital Bichat, salle Chassaignac, atteinte d'accidents de lithiase biliaire. Cette dame m'est adressée par mon ami le Dr Pentray.

*Antécédents héréditaires.* — Père mort à 83 ans, a eu à l'âge de 70 ans un ictère qui a duré deux mois, mais n'a jamais eu de coliques hépatiques. Mère morte à 83 ans d'hémorrhagie cérébrale, n'a jamais eu d'accidents hépatiques. Ni frères, ni sœurs.

*Antécédents personnels.* — A l'âge de 10 ans, la malade a eu une lésion du genou gauche pour laquelle elle est restée trois mois alitée. Actuellement on constate une atrophie du membre inférieur gauche avec hypertrophie de l'extrémité inférieure du fémur et ankylose du genou. Trois grossesses normales.

Il y a deux ans, au mois de juin 1891, après avoir eu pendant quelque temps de mauvaises digestions, la malade fut prise subitement un soir, vers 11 heures, cinq heures après le repas, de douleurs dans l'hypocondre droit accompagnées de vomissements bilieux et alimentaires. Un médecin appelé diagnostiqua une colique hépatique qui dura vingt heures, et ne fut pas suivie d'ictère.

En juillet 1892, la malade a été prise de troubles digestifs vagues avec diarrhée, douleurs dans l'hypocondre droit et à l'épaule droite.

A la fin de décembre 1892, l'ictère est apparu, commençant par le thorax pour envahir ensuite la face, les conjonctives et le reste du corps. Les urines prirent une teinte acajou, les selles se décolorèrent et devinrent tout à fait blanches. L'ictère a persisté jusqu'à l'entrée à l'hôpital, mais il n'est pas très intense. De temps en temps la malade a de petits accès douloureux au niveau du foie et de la région scapulaire. Les digestions sont mauvaises ; seuls le bouillon et le lait sont assez bien digérés.

En avril 1893, il y aurait eu, au dire de la malade, une diminution notable de l'ictère.

*État actuel*, 8 mai 1893. — Malade fortement amaigrie ; elle pesait autrefois 64 kilogr. et maintenant elle n'en pèse plus que 47. Ictère généralisé et foncé. A l'examen du foie, on constate que sa matité commence à un travers de doigt au-dessous du mamelon et déborde le rebord costal de deux travers de doigt. Vers le milieu du bord inférieur du foie, on rencontre une masse qui semble être la vésicule ; on peut la saisir entre les doigts en palpant d'avant en arrière ; elle a une surface lisse et donne assez bien l'impression d'un rein flottant.

La *rate* semble un peu augmentée de volume. Pour voir quel est le trouble de la fonction hépatique, on fait absorber à la malade, le 8 mai, 100 gr. du glycose : les urines qui suivent ne contiennent pas, malgré cela, de sucre. Analysées à deux reprises différentes, elles ont présenté une couleur brunâtre et un dépôt abondant d'urates alcalins. Réaction acide, densité 1014, 16 gr. d'urée pendant les vingt-quatre heures, pas d'albumine, mais de la matière colorante de la bile.

*Opération*, le 9 mai 1893, par M. TERRIER. — Incision d'environ 10 centim. sur le bord externe du muscle droit, à partir du rebord costal droit : on tombe sur le rebord inférieur du foie qui est épais, arrondi, échancré, avec une vésicule petite, grisâtre, à parois épaissies et adhérentes au côlon, à l'épiploon et au foie. Elle est difficilement isolée, surtout au niveau du foie où il faut couper avec les ciseaux en plein tissu hépatique. Au cours de cette dissection, les parois de la vésicule se déchirent et donnent issue à un calcul mûriforme du volume d'une grosse noisette ; il s'écoule en même temps que lui une certaine quantité de bile jaune foncé. On place un fil moyen sur le canal cystique et, une fois la vésicule enlevée, on suture à la paroi abdominale les parois de la poche dans laquelle elle était contenue, et de laquelle on l'a séparée peu à peu avec les ciseaux. Drainage.

*Suites.* — Le soir, l'opérée va très bien.

10 mai. 800 gr. d'urine. La malade ne souffre pas, il ne s'écoule pas de bile par la plaie.

Le 11. 450 gr. d'urine. État général bon. La malade accuse de la douleur dans la moitié droite du thorax ; mais l'auscultation ne fait rien découvrir du côté des poumons.

Le 12. 600 gr. d'urine. L'ictère paraît s'atténuer un peu. Gaz par l'anus. Écoulement de la bile par le drain.

Le 13. L'écoulement de bile devient très abondant.

Le 16. Limonade purgative, suivie d'évacuation abondante.

Le 17. Ablation des sutures, réunion immédiate sauf au niveau du drain. Les selles sont presque normales, non décolorées.

Du 18 au 24. Même état, l'écoulement de bile par la fistule continue très abondant.

Le 24. Décoloration presque complète des selles.

12 juin. L'écoulement biliaire diminuant, on supprime le drain ; l'ictère diminue un peu, les matières semblent se colorer de nouveau, mais cela ne dure pas.

En juillet, persistance de la fistule, avec alternatives d'écoulement peu abondant ou très abondant. L'ictère est peu considérable mais les selles restent colorées.

En août, les bourgeons charnus de l'orifice fistuleux sont hypertrophiés et fortement teintés en vert. On les réséque plusieurs fois. L'ictère persiste avec alternatives d'intensité.

Septembre. Persistance des accidents avec troubles gastriques assez accusés.

En octobre, à plusieurs reprises la fistule biliaire est dilatée avec des tiges de laminaire, et, la dilatation obtenue, on y introduit une bougie en gomme stérilisée pénétrant aussi loin que possible, c'est-à-dire à 12 et 14 centim. Ces tentatives de cathétérisme et de refoulement du calcul qu'on suppose être dans le cholédoque ne donnent aucun résultat valable et sont assez douloureuses. Aussi on n'y insiste pas longtemps, se réservant d'intervenir du côté du cholédoque, ce que la malade comprend du reste fort bien.

Elle quitte le service momentanément le 17 décembre 1893, conservant sa fistule biliaire, son ictère, et la décoloration complète des fèces.

Le 6 janvier 1894, la malade entre de nouveau dans le service pour y être opérée. La fistule, qui siège à peu près à égale distance de l'épine iliaque antéro-supérieure, de l'ombilic et du mamelon droit, laisse écouler une bile couleur jaune ambrée, légèrement visqueuse. Cet écoulement est assez abondant pour inonder la malade et traverser son pansement habituel à l'ouate. Cette fistule, après dilatation, admet un drain de 12 à 14 centim. de long ou une bougie stérilisée du n° 10 qui pénètre à 17 centim. La paroi abdominale antérieure est souple et dépressible, sauf dans l'hypochondre droit, au niveau et autour de la fistule. Là on sent profondément une masse indurée, tissu cicatriciel dû à la cholécystectomie faite précédemment.

La matité hépatique mesure 17 centim. de hauteur sur la ligne mamelonnaire ; le foie n'est pas douloureux. L'ictère est encore très foncé, les selles sont absolument décolorées, la matière colorante de la bile teinte fortement les urines. L'état général est assez bon, sauf des troubles digestifs et des douleurs épigastriques, surtout intenses après les explorations du trajet fistuleux avec les bougies stérilisées.

*Cholédocotomie*, le 11 janvier 1894, par M. TERRIER. — Une bougie uréthrale nº 12 préalablement stérilisée est introduite dans la fistule et pénètre à 18 centim. de longueur ; on la laisse en place pour guider dans la recherche du cholédoque. Vu le tissu cicatriciel situé latéralement et résultant de la cholécystectomie antérieure, on fait la laparotomie médiane et sus-ombilicale. Le ventre ouvert, il est facile, par la palpation, de constater que la bougie introduite dans le trajet fistuleux est recourbée et remonte vers le foie, s'engageant dans un canal hépatique.

Le côlon transverse, fortement adhérent à la face inférieure du foie, est décollé, et, une fois cette libération obtenue, en portant le doigt vers le duodénum, c'est-à-dire un peu en bas, du côté du pancréas, on sent très nettement un calcul assez gros, peu mobile et très profondément situé. En écartant les parties relativement superficielles, c'est-à-dire le foie en haut et le côlon transverse en bas et en épongeant bien, on constate, par le toucher surtout, que le calcul est en arrière de la première portion du duodénum. Sa position, cachée derrière le duodénum, fait même supposer qu'il est dans l'ampoule de Vater. Il est impossible d'inciser directement sur le calcul, comme cela est indiqué, le duodénum étant absolument en avant de lui et ne pouvant être déplacé en bas.

Je résolus d'ouvrir l'intestin, afin de m'assurer si le calcul n'était pas, en effet, dans l'ampoule de Vater. Cette incision faite, de façon à introduire l'index dans l'intestin, incision longitudinale par rapport au cylindre duodénal, il me fut facile de reconnaître que le calcul, absolument immobilisé, était situé juste au-dessus de l'ampoule de Vater. Alors, avec le doigt indicateur droit, recourbé en crochet et placé dans le duodénum, je pus reporter en haut d'abord, puis en avant, la face postéro-interne de l'intestin, au-dessus de laquelle siégeait le calcul, et je pus inciser le cholédoque, parallèlement à son axe. Ce canal, très épaissi, de 1 à 1 millimètre et demi et fibreux, renfermait un calcul mûriforme pesant 2 gr. 25, long de 18 millim. et large de 16 à 17 millim., calcul véritablement enchâtonné dans le cholédoque et que je ne pus enlever qu'après avoir, à l'aide d'une sonde cannelée, détaché ses adhérences à la paroi moulée sur lui.

Ceci fait, je procédai d'abord à la suture très soignée de la plaie du duodénum, suture à deux étages à points séparés et par le procédé classique de Lembert. Mais avant cela, j'avais, avec une bougie uréthrale stérilisée du nº 10 ou 12, pratiqué le cathétérisme du cholédoque, en haut vers le foie et en bas vers l'intestin, pour m'assurer de la perméabilité du conduit.

Je fis alors la suture du canal cholédoque à l'aide de la soie fine et je pus placer ainsi trois points de suture ; j'ajouterai que les tuniques enflammées chroniquement du cholédoque, se déchiraient facilement. Le foyer opératoire fut drainé à l'aide de deux lames de gaze iodoformée, comprenant entre elles un drain en caoutchouc, ayant la dimension d'une sonde n° 18 de la filière Charrière.

Suture de la paroi abdominale à trois étages : le péritoine avec la soie fine, 'aponévrose avec la soie moyenne, et enfin le tégument au crin de Florence. Pansement avec une compresse stérilisée et de la poudre d'iodoforme, le tout maintenu par de l'ouate stérilisée et une bande de flanelle.

Le soir, deux vomissements bilieux vers 10 heures. Injection de un quart de centigramme de morphine. Nuit calme et sommeil.

12 janvier. 37°,4; pouls régulier et large. Urines un peu moins colorées; les téguments paraissent déjà moins jaunes. Soif vive. C'est qu'en effet, vu la suture duodénale, la malade est soumise à la diète absolue. Lavement tiède pour faire absorber l'eau et calmer la soif.

Le 13. Nuit bonne, température normale, les gaz sont rendus par l'anus. Champagne et eau de Vichy. Un suintement séro-sanguin, assez abondant, fait changer le pansement; on enlève le drain et on laisse la gaze iodoformée. Le ventre est souple, endolori dans l'hypocondre gauche.

Le 15. On commence seulement à alimenter la malade : elle prend du lait mélangé à l'eau de Vichy.

Le 16. Pansement : on enlève la gaze et on met un drain; une soie moins décolorée qu'avant l'opération.

Le septième jour (18), écoulement abondant de bile par le drain indiquant que les sutures du cholédoque n'ont pas tenu; la malade continue à aller bien.

Le 19. L'écoulement bilieux est toujours très abondant.

Le 20. L'écoulement diminue. Raccourcissement du drain.

Le 21. Les matières fécales se recolorent peu à peu.

Le 22. L'écoulement de bile par le drain est à peu près nul.

Le 23. Plus trace de bile. Les matières sont plus colorées. Alimentation mixte

Le 24. Examen des urines ; elles contiennent encore un peu de bile, mais beaucoup moins qu'avant l'opération.

Le 26. Les matières sont à peu près normales. Il ne s'écoule presque plus rien par la plaie ; néanmoins un petit drain est encore laissé en place. Alimentation normale.

2 février. Ablation du drain. La malade peut être considérée comme guérie.

Le 14. La malade quitte l'hôpital : elle va très bien, digère facilement et l'appétit est bon ; les urines ne renferment plus de bile ; la teinte ictérique des téguments s'efface de jour en jour, mais n'a pas encore disparu. La cicatrice de la première opération (cholécystectomie) est linéaire, souple et solide dans toute son étendue ; elle a une longueur de 8 centim. et est déprimée un peu au-dessus de son milieu; cette dépression indique la place du drain.

La cicatrice de la cholédocotomie est située sur la ligne médiane ; commençant à 4 centim. au-dessous de l'appendice xiphoïde, elle se termine à

1 centim. au-dessus de l'ombilic ; elle a une longueur de 10 centim., est souple et solide dans toute son étendue.

3 mars. L'appétit est habituellement bon, comme avant la maladie. M<sup>me</sup> M... digère très bien, et n'a pas de constipation ; les selles sont colorées comme à l'état normal. La malade a peu engraissé, mais ses forces reviennent tous les jours Toutefois elle se plaint de douleurs, de tiraillements du côté de la plaie de la cholécystectomie, quand elle se retourne ou qu'elle est fatiguée de rester debout. Du reste, ces douleurs, que j'ai notées dans bien des cholécystectomies diminuent sensiblement depuis quelque temps.

Revue en juillet 1895 : guérison se maintient parfaite. Suit le régime des lithiasiques.

OBS. 67. — MAYO ROBSON (de Leeds). — *Ictère chronique : cholécystostomie. Fistule biliaire persistante : cystico-colostomie. Réapparition de l'ictère au bout de 4 mois. Cholédocotomie : ablation d'un volumineux calcul du cholédoque. Mort (perforation du côlon, par suite de la séparation d'adhérences, au point de la cholécystentérostomie antérieure)* (inédite). — Homme, A. M..., âgé de 37 ans.

En mars 1892, cholécystostomie, pour ictère très prononcé. Ablation de plusieurs calculs de la vésicule biliaire et du canal cystique. Je ne pus sentir aucun calcul dans le cholédoque. Il existait de nombreuses adhérences.

Une fistule biliaire persista pendant quelque temps, et finit par se fermer. Mais après quelques semaines survint un accès de colique hépatique, suivi de la réouverture spontanée de la fistule.

Le 8 août 1892, j'unis le canal cystique, dilaté, au côlon transverse, au moyen d'une petite bobine d'os décalcifié. A la suite de cette opération, le malade se porte parfaitement pendant quelques mois.

Mais en décembre 1892, l'ictère reparaît.

Le 28 janvier 1893, je rouvre l'abdomen, et j'attire au dehors la cicatrice de l'anastomose antérieure : je trouve que le canal cystique s'est rétracté, et qu'il n'existe plus de communication avec le côlon. Il n'y a qu'une bride entre les deux organes.

Il me faut rompre beaucoup d'adhérences avant d'arriver sur le cholédoque. J'incise ce canal sans grandes difficultés, et j'en retire un volumineux calcul. L'incision du cholédoque est refermée, en me servant d'une aiguille à pointe rectangulaire, construite pour la staphylorraphie. Pour plus de sécurité j'introduis un tube à drainage jusqu'à la loge du rein droit.

Le malade a survécu à peu près quinze jours, malgré la formation d'une fistule stercorale : au bout d'une semaine, des matières fécales sortaient par le tube à drainage.

A l'autopsie, on trouvait une petite perforation du côlon à l'endroit de l'ancienne cholécystentérostomie. Le côlon étant vide au moment de l'opération, je n'avais pas remarqué cette perforation, qu'il eût été facile de suturer. La mort est donc certainement due à cet accident.

OBS. 68. — THIRIAR (de Bruxelles). — *Coliques hépatiques incessantes ; ictère chronique. Calcul du cholédoque. Tentative infructueuse de cholédocolithotripsie et de refoulement du calcul. Cholédocotomie, un an après la première intervention. Guérison. — Gazette hebdomadaire de médecine et de chirurgie,* 12 août 1894, p. 386. — Mᵐᵉ Van P... est âgée de 29 ans et a eu 2 enfants. Étant au quatrième mois de sa seconde grossesse, elle a été atteinte subitement d'un premier accès de colique hépatique, le 24 décembre 1890. Ces accès se répétèrent tous les huit jours, pour ainsi dire d'une façon cyclique. Les crises survenaient toujours de la même façon; le début en était brusque, sans phénomène prémonitoire, alors que la patiente semblait se relever de l'accès précédent. Au début, il y avait pendant deux ou trois jours de fortes douleurs avec engorgement considérable du foie; les vomissements étaient violents, incessants, glaireux, jamais bilieux; l'estomac rejetait tout ce qui était ingurgité. De fortes doses de morphine et de chloroforme étaient nécessaires pour amener un peu de calme.

Les crises revinrent ainsi tous les huit ou dix jours jusqu'à 7 mois et demi de grossesse; la malade accoucha alors, pendant une crise, d'un enfant vivant. Dès lors, les accès revinrent irrégulièrement, ils s'espacèrent même un peu; parfois il y avait un intervalle de trois semaines entre deux accès; parfois, au contraire, les crises étaient subintrantes, c'est-à-dire qu'une crise nouvelle survenait le cinquième ou sixième jour, alors qu'on espérait que le précédent accès allait prendre fin. Malgré toutes les recherches, on ne trouva jamais de calcul dans les selles.

L'année 1891 se passa ainsi dans des souffrances interminables; toute l'année 1892 fut aussi marquée par des crises d'une intensité extraordinaire, accompagnées de fièvre. La morphine ne suffisait plus, il fallait recourir au chloroforme pour procurer quelque repos à la malheureuse patiente. Les urines étaient fortement bilieuses et le teint était couleur acajou.

Tous les traitements les mieux combinés et les plus scrupuleusement suivis ayant échoué, on me pria de recourir aux ressources de la chirurgie. Le 23 mars je procédai à la laparotomie. Je fis une incision sur le bord externe du muscle droit de l'abdomen, qui fut ensuite sectionné par une incision transversale. Les intestins étaient très distendus par des gaz; l'estomac présentait une telle pneumatose qu'il vint faire hernie par la plaie et sortit de la cavité abdominale. Tous les organes, estomac, épiploon, côlon, étaient unis par des adhérences au bord et à la face inférieure du foie. La recherche et la découverte de la vésicule furent très laborieuses; elle n'existait pour ainsi dire plus. Grosse comme le bout du petit doigt, elle était située dans la profondeur de l'abdomen, cachée sous le foie au milieu d'adhérences nombreuses et très fortes. Elle ne renfermait aucun calcul. Je parvins avec beaucoup de peine jusqu'au canal cholédoque dans lequel je constatai l'existence d'un calcul très mobile, gros comme un bon pois et paraissant être à facettes. J'essayai de l'écraser et de le refouler dans le duodénum avec les doigts; je crus bientôt y être parvenu, car, à un certain moment, il disparut; le canal cholédoque était complètement libre et mes aides, comme moi, purent constater la disparition de la concrétion.

La toilette du péritoine fut faite rapidement; la plaie de l'abdomen fut très difficilement refermée et suturée à cause de la pneumatose; un pansement iodoformé fut appliqué. L'opération avait duré une heure et demie.

Dans la journée, l'opérée eut des vomissements bilieux, chose qu'elle n'avait pas précédemment; cependant les douleurs de la crise hépatique persistaient, très intenses, au point d'arracher des cris à la patiente. Pouls à 120. Température à 36°,6. Le soir, grâce à de nombreuses injections de morphine, les souffrances avaient beaucoup diminué.

Le 24 mars. La nuit avait été calme, il n'y avait presque plus de douleurs. Pouls normal, encore quelques vomissements bilieux.

Le 29. Après un purgatif, elle eut une selle colorée et commença à prendre quelques aliments.

Le 31. La plaie était réunie, il ne s'était plus produit de crises, l'appétit était bon, le teint était devenu presque blanc. Malgré toutes les recherches, on n'avait pas retrouvé le calcul dans les selles.

Le 4 avril. Une crise hépatique très violente se déclara, elle était semblabe à celles qui avaient précédé l'opération; elle nécessita de fortes injections de morphine; l'ictère reparut intense et les urines devinrent ictériques, boueuses.

Il fallut se rendre à l'évidence; l'opération n'avait donné aucun résultat.

Après une année de souffrances continuelles et terribles, d'accès qui se répétaient constamment et qui nécessitaient parfois en une nuit l'emploi de 200 gr. de chloroforme en inhalations, et de 1 gr. 50 centigr. de morphine en injections, une nouvelle intervention fut décidée. La patiente ne quittait plus son lit, son teint était tout à fait brun acajou et l'émaciation était considérable.

*L'opération* fut pratiquée le 2 mars 1894. Après avoir fait purger la malade la veille, je lui avais fait administrer des poudres de bismuth et de magnésie pour empêcher la pneumatose qui m'avait tant gêné lors de la première intervention. Comme je m'attendais à de fortes adhérences et à de grandes difficultés pour arriver jusqu'au cholédoque, je fis une incision curviligne à concavité supérieure partant de l'appendice xiphoïde et arrivant dans l'hypochondre, de façon à avoir largement du jour et de l'espace pour manœuvrer à l'aise. Tous les organes étaient réunis, agglomérés par de nombreuses adhérences qui les soudaient aussi à la paroi abdominale; il me fallut près d'une demi-heure pour les libérer et arriver sur le bord inférieur du foie. Je ne trouvai plus de trace de la vésicule et je me basai sur l'échancrure du bord du foie pour me diriger vers les profondeurs de l'abdomen à la recherche du cholédoque et du calcul qui devait s'y trouver. Je disséquai ainsi avec le bistouri et les ciseaux la face du foie, et je finis par arriver sur une espèce de canal fibreux gros comme le pouce qu'à première vue je crus être le canal cholédoque. Derrière ce conduit je trouvai un calcul enclavé, immobile, arrondi, sur la nature duquel nous hésitâmes un instant. Après quelques tentatives, il fut possible de le mobiliser légèrement de haut en bas. C'était donc bien un calcul, et le canal qui se trouvait dilaté au devant de lui devait être le canal cystique. Je fis une incision sur celui-ci, il s'en écoula un flot de liquide noirâtre, assez poisseux, qu'on aurait pu prendre pour du sang veineux. J'introduisis dans l'ouverture une sonde cannelée pour en explorer l'intérieur et tâcher d'arriver sur le calcul; l'exploration était facile, mais je ne pus arriver en contact avec le calcul. Je fermai l'ouverture provisoirement au moyen d'une pince et je m'occupai d'enlever la concrétion. Pour l'enlever, il n'était guère possible de recourir à l'incision ; aussi je la fis sortir par effraction : avec un doigt de la main gauche porté en arrière et en dedans du cystique, je la fis passer à travers les parois du cholédoque pendant qu'un doigt de la main droite déchirait la paroi au moyen de l'ongle tout en contrôlant et en guidant la manœuvre. Je pus ainsi l'extraire.

Il m'était complètement impossible d'aller suturer l'ouverture ainsi produite, je ne le tentai même pas ; je me contentai de jeter une ligature sur l'ouverture faite au canal cystique. La toilette de toute la région, délabrée, déchiquetée, fut très soigneusement faite, puis je plaçai deux gros tubes à drainage que j'entourai de lanières de gaze iodoformée. Ces tubes étaient percés d'une seule ouverture près de leur extrémité, et l'un d'eux fut placé de façon que son ouverture correspondît à la déchirure du cholédoque, afin de favoriser autant que possible l'écoulement de la bile. Le tout fut fixé à l'angle supérieur de la plaie qui fut, après toilette du péritoine, refermée au moyen de nombreuses sutures en soie. Un solide pansement fut placé. L'opération avait duré une heure.

Les *suites* de cette opération furent extraordinairement simples, étant donnée la gravité de l'intervention. La température monta à 38°,5 le lendemain de l'opération, elle fut constamment normale les autres jours.

Pendant les premières vingt-quatre heures, la patiente ressentit d'assez violentes douleurs, tout à fait différentes, disait-elle, de celles produites par les accès de colique hépatique ; on les calma par de nombreuses injections de morphine (1 gr. pendant la nuit). Il n'y eut pas un seul vomissement.

Le 3 mars, le pansement était complètement mouillé par la bile qui s'écoulait en très grande abondance par les drains. Il fut renouvelé.

Le 4. T. 37°,5. P. 24. La nuit a été bonne. La quantité de bile écoulée est très grande et nécessite plusieurs fois le renouvellement du pansement.

Le 5. La réunion de la plaie paraît assurée, l'état est très satisfaisant.

Le 6. L'opérée, qui ne souffre plus, commence à prendre des œufs, six huîtres avec une petite tartine. L'écoulement de la bile était toujours très fort, le ventre était un peu ballonné et un peu sensible dans la fosse iliaque droite.

Le 10. Un drain fut enlevé. Sous l'influence d'un purgatif, il se produisit une selle copieuse, moulée, brun ardoise ; les urines sont encore colorées.

Le 12. Les selles deviennent plus colorées, les urines commencent à s'éclaircir. Le sommeil est excellent. La sécrétion de la bile par le drain a un peu diminué. Appétit. Elle mange du gigot de mouton avec plaisir.

Le 14. Enlèvement des sutures et du second drain. Le drainage et l'écoulement de la bile ne sont donc plus assurés que par les mèches de gaze iodoformée.

Le 15. On constate une forte diminution dans l'écoulement de la bile.

Le 17. L'opérée se lève, les selles sont tout à fait colorées, les urines deviennent claires. La quantité de bile écoulée par l'abdomen va en diminuant progressivement.

Le 19. Depuis deux jours, la quantité de bile sortie par l'abdomen est devenue insignifiante ; ainsi, aujourd'hui, après plus de quatorze heures, le pansement ne présente qu'une plaque, large comme la main, teintée par la bile. Les urines sont claires, le teint redevient normal. Je commence à exercer quelques légères tractions sur la gaze iodoformée. L'opérée se promène dans l'appartement.

Le 22. L'état est excellent, la malade descend et se promène au jardin. Il ne s'écoule plus de bile par l'abdomen. La gaze commence à se détacher.

Le 26. Je parviens à enlever une petite portion de la gaze iodoformée; il en fut de même le 28 mars.

Le 30, la plus grande partie des lanières était enlevée. L'orifice se rétrécissait à vue d'œil.

Le 3 avril, tout ce qui restait des mèches était enlevé et, le 8 avril, je pouvais constater la cicatrisation parfaite. La guérison était complète, il n'existait plus aucune fistule.

J'ai revu mon opérée il y a deux jours. Elle se remet peu à peu de ses trois années de souffrance. Les crises n'ont naturellement plus reparu, les selles sont bien colorées, le teint est blanc clair, et, à part quelques tiraillements qu'elle ressent dans le flanc droit, la santé est excellente.

Obs. 69. — COURVOISIER. — *Cholédocotomie secondaire, après cholécystostomie et cholédocolithotripsie. Guérison.* — *Casuist. Statis. Beitrage z. path. u. Chirurg. der Gallenwege*, 1890, p. 281-282. Traduction in extenso in TERRIER. *Loc. cit.*, p. 909 (résumée). — Femme, 31 ans, cholécystostomie en un temps, et cholédocolithotripsie, le 5 mars 1889. Sort en juillet 1889, avec une fistule biliaire qui peu à peu devient complète. Selles complètement décolorées. Amaigrissement.

*État actuel.* — Fistule biliaire complète.

23 mars. *Cholédocotomie* : un calcul gros comme une noisette à l'entrée du cholédoque; incision du cholédoque; extraction du calcul; suture. Cholécystentérostomie et suture artificielle de la fistule biliaire.

*Guérison.* — Pendant plusieurs jours, léger suintement de bile provenant du cholédoque.

Obs. 70. — HANS KEHR. — *Cholédocotomie antérieure, avec cholécystectomie. Guérison opératoire. Récidive : calcul enclavé dans le cholédoque. Seconde cholédocotomie, quatre mois après la première. Guérison.* — *Deutsche Zeitschrift für Chirurgie*, 15 juin 1894, p. 359 (traduction in extenso). — Femme W..., d'Halberstadt, âgée de 50 ans. Cas VI de mon travail antérieur (Zur chirurgie des Gallensteinkrankheit. *Berlin. klinisch. Wochenschrift*, 16 janvier 1893, p. 69). (Voir obs. 31.)

Elle avait été opérée une première fois le 13 octobre 1892 ; cholédocotomie, avec extirpation totale de la vésicule biliaire. La vésicule adhérait intimement au duodénum : la destruction de cette adhérence amena l'ouverture simultanée de la vésicule et du duodénum. La plaie duodénale fut fermée par des sutures et la vésicule biliaire extirpée. Dans le cholédoque siégeaient deux gros calculs. « J'incisai le cholédoque — ainsi qu'il est dit dans mon travail antérieur — j'en levai les calculs, et je pouvais m'assurer, en introduisant le doigt, qu'il n'y existait pas d'autres calculs. Je passais ensuite une sonde jusque dans l'orifice duodénal. » Une hémorrhagie d'une branche de la veine porte m'obligea à laisser quelques pinces à demeure dans la cavité abdominale. La suture du cholédoque ne put être faite qu'insuffisamment. « Je ne pouvais éprouver aucune surprise, à ce que la suture du cholédoque ne tînt qu'imparfaitement. Cette ouverture du cholédoque ne m'inquiétait d'ailleurs pas, parce que j'étais convaincu qu'elle pouvait guérir spontanément. Et si ce résultat ne se produisait pas dans quelques semaines, je pourrais alors aviver la plaie du cholédoque et la suturer de nouveau. »

En effet, cette plaie du cholédoque se ferma spontanément et la fistule guérit. Mais, à partir de ce moment, la malade redevint ictérique, éprouva des douleurs et du prurit, etc., en un mot tous les symptômes de l'oblitération du cholédoque. Quelle en était la cause ? Avais-je laissé un calcul dans le cholédoque lors de la première opération ? S'était-il formé un nouveau calcul depuis trois mois, ou bien le cholédoque était-il soudé par des adhérences ? Cette femme conservait l'augmentation de poids de 10 livres qu'elle avait gagnées depuis la première opération, mais elle était aussi souffrante et incapable de travailler que la première fois. Je me décidai donc à une seconde intervention.

Le 4 février 1893, laparotomie sur la ligne médiane entre l'appendice xiphoïde et l'ombilic. Après avoir rompu de nombreuses adhérences, j'arrive sur le cholédoque. Je n'y peux pas trouver de traces des anciennes incisions. Il contient un gros calcul. Incision du cholédoque et ablation du calcul. Celui-ci est très mou ; il mesure 2 centim. de long et 1 centim. d'épaisseur. Fermeture de l'incision du cholédoque, à la façon habituelle, par huit points de suture. Un drain de caoutchouc, entouré de gaze, est introduit jusque sur la ligne de suture du cholédoque. La plaie abdominale est refermée sur le reste de son étendue. Durée totale de l'opération : 1 h. 40 minutes.

*Suites opératoires* régulières. La suture du cholédoque a bien tenu, et il ne s'est fait aucun écoulement de bile. Au cinquième jour, première selle normalement colorée. Ablation du drain soixante-douze heures après l'opération. Guérison de la plaie par première intention. La malade se lève le quatorzième jour, et quitte la clinique quatre semaines après l'opération. Elle a augmenté de trente livres en l'espace de cinq mois ; elle a repris son travail. L'ictère et les douleurs ont complètement disparu. Actuellement (juin 1894) elle se porte parfaitement.

---

Dans les dix premières observations de ce groupe des cholédocotomies secondaires, on agit contre une fistule biliaire maintenue par la persistance de l'obstruction calculeuse du cholédoque, après une intervention limitée à la vésicule : fistule établie par cholécystostomie, ou se produisant spontanément après cholécystotomie (obs. 65), ou cholécystectomie (obs. 66).

Une des conditions de cette cholécystostomie préalable a été un volume suffisant de la vésicule. Cependant celle-ci n'est notée que dans un seul cas, très dilatée (62), et dans un autre, légèrement dilatée (59). Les autres observations la montrent de moyen volume (60, 61, 63, 64, 65), ou petite (58), et, dans l'observation 66, où elle a été extirpée, petite, grisâtre, déchirée par la libération des adhérences.

Dans quelles conditions la première opération est-elle restée limitée à la vésicule ? C'est tantôt une intervention d'urgence : telle l'observation 64, où Kehr pratique cette cholécystostomie d'urgence contre des accidents aigus de cholécystite et d'angiocholite : fièvre élevée (40°), frissons, ictère. Complétée par l'ablation d'un calcul du cystique, cette fistulisation de la vésicule établit un drainage des voies biliaires, parant d'abord aux accidents infectieux ; l'état s'améliore rapidement. Puis, au bout de deux mois et demi, la fistule biliaire persistant complète avec décoloration des selles, la cholédocotomie, pratiquée dans des conditions devenues meilleures, désobstrue le cholédoque. De même Elliott (obs. 62), trouvant la vésicule très dilatée, se borne à la simple cholécystostomie à cause du très mauvais état de la malade.

D'autres fois, la palpation du cholédoque est empêchée par des adhérences (58), ou bien, cette palpation est pratiquée, mais reste négative (58, 60, 66).

Le résultat de cette intervention limitée est le plus souvent une fistule biliaire complète ; disparition de l'ictère, persistance de la décoloration des selles (obs. 57, 59, 61, 62, 63, 64). D'autres fois la fistule est intermittente (65) et, en même temps que la décoloration des selles, reste un certain degré d'ictère (66). Dans l'observation 58, le cystique demeurant obstrué par un calcul non enlevé lors d'une cholécystostomie en deux temps, il ne s'établit qu'une fistule muqueuse, avec persistance intégrale de la rétention biliaire.

Lors de la cholédocotomie, ou bien l'on ne touche pas à la fistule vésiculaire, ou bien après séparation momentanée lors de l'opération, on rétablit, celle-ci terminée, l'abouchement de la vésicule à la peau Dans l'observation 66, le trajet fistuleux résultant de la cholécystostomie antérieure est simplement curetté et se ferme avec la perméabilité du cholédoque.

Il est surtout à remarquer que ces 10 cas de cholédocotomie secondaire à une fistule biliaire ne nous donnent qu'un seul cas de mort. Nous sommes loin de la mortalité de la cholédocotomie primitive. Quatre jours après une première opération où la palpation négative du cholédoque a décidé une simple cholécystostomie, Kehr rouvre l'abdomen pour libérer des adhérences soupçonnées entre la vésicule et le duodénum, adhérences qu'il regardait comme la cause de vomissements incoercibles ; ces adhérences libérées, un nouvel examen du cholédoque y fait découvrir un calcul, et la cholédocotomie est entreprise sur le champ. Cette seconde opération, faite quatre jours après la première, dure deux heures. La malade meurt dans le collapsus.

Les quatre dernières observations, cholédocotomies consécutives à des opérations successives sur la vésicule, à des interventions sur le cholédoque ou simultanément sur le cholédoque et sur la vésicule, sont très intéressantes. Chez un ictérique chronique, Mayo Robson fait une cholécystostomie. La fistule biliaire persistante qui en résulte est traitée par une anastomose du canal cystique dans le côlon. Mais quatre mois après cette cystico-colostomie, l'ictère reparaît ; on trouve l'anastomose préablement établie, réduite à une bride imperméable. Une perforation du côlon au point de section de cette bride, perforation passée inaperçue pendant l'intervention, cause une péritonite mortelle. Nous avons déjà mentionné comme cause de mort, dans les observations précédentes, cette perforation du côlon pendant la libération d'adhérences.

Un point reste douteux pour la cholédocolithotripsie de l'observation 68 (Thiriar). Dans des essais de broiement, le calcul, très mobile, disparut, et on ne put le retrouver. Peut-être, non brisé, a-t-il simplement fui sous les doigts vers la face inférieure du foie ou vers le duodénum, ainsi que cela est arrivé au cours même de cholédocotomies (voir obs. 25 et obs. 38).

Le fait suivant de Courvoisier (obs. 69), où le broiement fut réellement effectué, offre un meilleur élément de critique pour la valeur curative de la cholédocholithotripsie.

L'observation de Kehr (70) est le seul cas que nous connaissions de réapparition de l'ictère et des troubles antérieurs après cholédocotomie ; cette première cholédocotomie avait été, en outre, accompagnée de cholécystectomie. Etant donnée la réapparition immédiate de la rétention biliaire après la fermeture, au troisième mois, de la fistule résultant de la première cholédocotomie, il est très probable, ainsi que l'auteur le remarque lui-même, qu'il s'agit là, non point d'un calcul nouvellement formé, mais plutôt d'une concrétion ancienne, oubliée lors de la première cholédocotomie, et continuant à s'accroître.

## § IV. — Cholédocotomies en deux temps.

OBS. — ARBUTHNOT LANE. — *Volumineux calculs dans le canal cholédoque, l'obturant complètement ; présence dans le canal cholédoque de matières
d'odeur fécaloïde. Opération. Guérison. — Clinical Society's transactions, 1894,*
obs. XXVII, p. 149 (traduction in extenso). — E. M..., 80 ans, entre à
Guy's Hospital le 11 décembre 1893. Depuis sept ans, dit-elle, elle souffrait
parfois de coliques néphrétiques, avait rendu du sable dans l'urine, et avait eu,
de temps en temps, de l'hématurie ; depuis plusieurs mois ces attaques de
coliques néphrétiques ne s'étaient pas reproduites.

Il y a quinze mois, elle a été prise pour la première fois de coliques hépatiques,
avec ictère. Ces accès de coliques hépatiques, de durée variable, se sont renouvelés fréquemment ; ils sont devenus de moins en moins espacés. L'ictère
persistait entre les accès ; l'urine était fortement colorée par la bile ; et, depuis
plusieurs mois avant son entrée à l'hôpital, ses selles étaient décolorées. Cette
femme maigrissait très rapidement, et s'affaiblissait beaucoup.

En octobre 1893, elle reçut les soins des Dʳˢ Chubb et Sandgate : depuis
cette époque jusqu'à son entrée à l'hôpital, ont persisté les douleurs, l'ictère, la
décoloration des selles, le tout accompagné de très grandes irrégularités de la
température. Les douleurs et la sensibilité de l'abdomen, surtout marquées dans
la région hépatique, présentaient des périodes d'exacerbation durant deux, trois
ou quatre jours.

Au moment de son entrée, une de ces exacerbations commençait : l'abdomen
était tendu, et extrêmement sensible, surtout entre le bord du foie et l'ombilic ;
il y avait des nausées, mais pas de vomissements ; l'urine était très colorée par
la bile. L'aspect de la malade et son état d'amaigrissement donnaient l'idée d'une
fin rapide.

On pouvait sentir le bord du foie lorsque la malade était assise : le relâchement
musculaire était alors suffisant pour laisser voir que la vésicule biliaire n'était
pas distendue : il était en effet impossible de la sentir. Pendant les six jours
qui suivirent son entrée, la température oscillait brusquement entre la normale
et 40°. Les 16, 17, 18, 19 et 20 décembre, la température montait à 39°,8, et
davantage, chaque soir, pour retomber régulièrement, le matin, au-dessous de
la normale. Lorsque la température était régulière, la malade se trouvait
beaucoup mieux.

*Opération,* le 21 décembre 1893. — Incision verticale dans l'espace semi-
lunaire droit. On trouve la vésicule biliaire flasque et comme étirée (flaccid and
elongated) : elle contenait trois petits calculs, chacun de 8 millim. de diamètre

environ. Incision de la vésicule ; ablation des trois calculs ; issue d'un peu de mucus. Les calculs et le mucus avaient une odeur fécaloïde. Le canal cystique contenait un calcul, qu'il fut impossible d'extraire par l'ouverture faite à la vésicule.

Le doigt introduit dans l'hiatus de Winslow pouvait sentir plusieurs gros calculs dans le canal cholédoque : deux ou trois des plus gros étaient situés en arrière et au-dessous de la première portion du duodénum.

Cette première portion du duodénum est abaissée, écartée vers le bas, après section du péritoine sur son bord supérieur, pour voir s'il n'existe pas de communication entre cette partie de l'intestin et le cholédoque : mais on ne trouve pas d'adhérences entre les deux organes.

Petite incision sur la face antérieure du cholédoque, juste au-dessus du duodénum : elle est suivie d'un abondant écoulement de mucus absolument clair, d'odeur fécaloïde, qu'on éponge soigneusement. Aussitôt que cet écoulement cesse, on introduit une pince dans la plaie du cholédoque, pour écraser ou enlever le calcul immédiatement sous-jacent. Cette manœuvre est suivie de l'écoulement d'une quantité de liquide brunâtre, en toute apparence caractéristique de matières fécales liquides : un nouvel essai pour enlever le calcul est suivi du même résultat. Pour éviter d'exposer la malade à de trop grands risques je suture l'ouverture du cholédoque et j'entoure toute la région de gaze iodoformée stérilisée. Au centre de ce tamponnement, est placé un tube à drainage en verre, dont l'extrémité répond à la ligne de suture du cholédoque. Le calcul du canal cystique empêchant l'excrétion de la bile à travers la vésicule, je pensais que cela pourrait être utile plus tard, et je n'essayais pas de l'enlever.

Le 23 décembre, la température s'éleva à 38° : à partir de ce moment, elle n'est montée que trois fois à 37°,8.

Le 24, ablation du tamponnement : il est imprégné d'une grande quantité de bile d'apparence normale, mais d'odeur fécaloïde. Il ne me semble pas indiqué de tirailler d'aussi bonne heure les adhérences en essayant d'enlever le calcul. J'introduis un nouveau drain en verre, bien entouré de gaze iodoformée. L'urine n'est presque plus colorée par la bile, et la teinte ictérique de la peau diminue peu à peu. A partir de ce pansement, la bile qui s'écoule par le tube en verre, auquel on adapte un long tube de caoutchouc, est recueillie dans un récipient : elle a encore une odeur fortement fécaloïde.

Le 3 janvier, anesthésie, agrandissement de l'ouverture du cholédoque, écrasement et ablation de plusieurs gros calculs. Le doigt pouvait facilement s'introduire dans le cholédoque dilaté et sentir les calculs. Pendant l'extraction de ces calculs, il s'écoule une grande quantité de liquide d'apparence fécaloïde. Il semble que le calcul situé le plus bas fait saillie dans la deuxième portion du duodénum, et permet ainsi l'infection du contenu des voies biliaires par le contenu intestinal. La matière brunâtre et pâteuse qui suintait par l'ouverture du cholédoque ressemblait absolument à des matières fécaloïdes liquides : on pouvait supposer qu'elles avaient pénétré du duodénum dans le cholédoque, d'où elles s'écoulaient après extraction des gros calculs de la partie inférieure du cholédoque. Il pouvait encore s'agir là de matière désorganisée provenant des calculs.

Le 13. Les matières sont légèrement colorées ; la coloration ictérique de la peau a complètement disparu, mais l'urine est encore légèrement teintée par la bile. Pendant quelques jours après la seconde opération, une grande quantité de débris de calculs écrasés s'éliminent avec la bile. Le 15, les matières sont brunes. Le 22, les selles ont leur couleur normale, et le pansement n'est souillé que d'une faible quantité de liquide imprégné de bile. Il persiste un trajet fistuleux, en grande partie formée par la vésicule biliaire, par laquelle il ne s'est jamais écoulé la moindre quantité de bile.

**Obs. 58.** — QUÉNU. — *Coliques hépatiques avec ictère, à répétition. Calcul de la portion sus-duodénale du cholédoque. Cholédocotomie en deux temps, sans sutures du cholédoque. Guérison.* (Communication à la *Sociétéde chirurgie de Paris*, avril 1895. *Progrès médical*, 11 mai 1895, p. 306.) — Marie V..., journalière, âgée de 40 ans, entre le 25 octobre 1894, au pavillon Pasteur, à l'hôpital Cochin.

*Antécédents héréditaires.* — Rien à noter que l'obésité du père.

*Antécédents personnels.* — Première menstruation à 14 ans, pas de grossesse. Fièvre typhoïde à 27 ans. Santé toujours parfaite jusqu'à ces dernières années. Il y a six ans, apparaît la première crise hépatique ; douleurs dans l'hypocondre droit avec irradiation à l'épigastre et dans l'épaule droite ; à la suite de cette première colique, qui dura vingt et une heures, ictère intense pendant plusieurs jours.

A la suite de cette première colique hépatique franche, il survint des accès douloureux de moindre intensité, avec malaise, tendances syncopales, vomissements et teinte subictérique. Mais il y a neuf mois, une crise éclata, rappelant la première par sa violence ; à la suite, l'ictère qui était très léger devint intense, et l'état général fut assez touché pour obliger la malade à garder le lit pendant un mois. Un médecin s'aperçut à cette date que la région du foie était extrêmement tuméfiée et débordait considérablement les fausses côtes ; pas de fièvre.

*Actuellement*, 26 octobre, l'état général est assez bien, l'appétit est encore passable, les téguments et les conjonctives n'offrent qu'une légère teinte subictérique. Constipation. Le foie mesure le long de la ligne mamelonnaire 25 centim., il atteint en haut la cinquième côte et déborde de 14 centim. le rebord costal ; il paraît lisse, pas douloureux à la pression. Les urines présentent une faible coloration acajou, elles ne renferment qu'une très petite quantité de pigments biliaires, pas d'albumine. Le sucre ingéré en grande quantité ne passe pas dans l'urine. Les matières sont colorées.

29 octobre. La malade a éprouvé hier des douleurs épigastriques, l'ictère s'est accentué, les matières fécales sont moins colorées qu'à l'état normal.

Le 2 novembre, la coloration des matières est redevenue normale, et le pigment a disparu de l'urine.

Les variations dans les phénomènes de rétention biliaire, le peu de durée et d'intensité de l'ictère nous causent un peu d'hésitation quant à la localisation des calculs biliaires que nous supposons chez cette malade. Nous décidons une *laparotomie exploratrice*, qui est pratiquée le 19 novembre 1894. Incision médiane sus-ombilicale, plaie très saignante. On découvre le foie, qui dépasse de six travers de doigt le rebord costal. On le relève avec un rétracteur. La vésicule est petite et vide, à une très grande profondeur ; le doigt qui explore sent au niveau de l'hiatus de Winslow un calcul qui paraît enclavé et immobile. Le doigt explorateur est dirigé suivant un plan oblique d'avant en arrière et de dedans en dehors passant par le sillon de la veine ombilicale ; dans l'impossibilité de suturer à cette profondeur et en l'absence d'adhérences, nous ménageons, au moyen de gaze au salol, une sorte d'entonnoir dont le sommet répond au calcul, et dont la base ou évasement répond à la plaie de la paroi abdominale qui n'est que rapetissée.

Le soir de l'opération, six vomissements bilieux. Le lendemain, 20 novembre, 37°,4, 550 gr. d'urines rougeâtres. Injections de 500 gr. de sérum artificiel sous la peau, 16 vomissements bilieux.

Le 21, 37°, 600 gr. d'urine, 4 vomissements.

Le 22, 37° et 37°,4, 700 gr. d'urine, pas de vomissements.

Le 23, 37° et 37°,8, selle absolument décolorée.

Le 24, à huit heures du matin, l'opérée est subitement prise d'un frisson, le thermomètre marque 39°,9 ; faciès rouge, pouls rapide ; coloration ictérique intense, urines acajou ; agitation allant presque au délire, en un mot signes d'intoxication biliaire. Ventre non douloureux, non ballonné ; on décide d'avancer de deux jours la seconde partie de l'opération qui ne devait être faite que le surlendemain.

La malade étant éthérisée, on enlève la gaze salolée et on fait un lavage boriqué de la cavité. Le doigt dirigé d'après les remarques faites précédemment, retrouve facilement le calcul ; l'ongle de l'index gauche étant fixé sur le calcul, un long ciseau pointu et fermé est glissé prudemment sur le doigt jusqu'au calcul et fixé dans le canal ; par de petits mouvements, on déchire plutôt qu'on n'incise le cholédoque, l'ongle fixe une commissure de la plaie faite au canal, les ciseaux agrandissent l'autre extrémité, on introduit alors une petite curette et on extrait aisément le calcul, puis de petits débris. L'exploration avec le doigt ne fait plus rien sentir, on ne peut songer à pratiquer un cathétérisme des voies biliaires, car c'est à bout de doigt qu'on opère.

Le calcul enlevé a la forme d'un tronçon de cylindre de 6 à 8 millim. de hauteur dont la tranche aurait un diamètre de 2 centim. L'écoulement de sang fut insignifiant ; drainage avec un tube de caoutchouc, suture de la paroi abdominale, injection de 500 gr. de sérum.

La température était à 8 heures du matin de 39°,0 ; à 9 heures et demie, c'est-à-dire une demi-heure après l'opération, elle tombe à 38°,6 ; à midi, à 37°,7 ; à 4 heures, à 36°,8 ; à minuit, elle est de 37°,6.

Le pansement est refait le soir, il renferme une certaine quantité de bile.

Le 25, 37°,4 et 36°,8, un litre d'urine trouble, la malade se trouve bien et prend volontiers du lait.

Le 26. La coloration ictérique de la peau a notablement diminué : les urines rouges encore, sont plus limpides ; émission de gaz par l'anus, odeur fécaloïde du pansement, pouls à 92, température normale.

Les jours suivants, la décoloration des téguments poursuit sa course, les selles sont colorées, les urines atteignent le chiffre de 2,000 gr. en vingt-quatre heures et renferment peu de pigments biliaires.

Le 30. La bile, qui coulait peu par la plaie, a inondé le pansement ; selle abondante entièrement décolorée; l'alimentation se fait bien.

La décoloration des matières et l'écoulement de la bile au dehors, qui accusent une obstruction du cholédoque, persistent jusqu'au 9 décembre ; à partir de ce jour la coloration des matières reparaît progressivement, le volume du foie diminue, le poids de la malade s'accroît et atteint 50 kilogr. au lieu de 45.

Le 26 décembre, le poids atteint 56 kilogr., la fistule diminue de profondeur et ne donne plus d'écoulement bilieux. La cicatrisation définitive est retardée par l'inoculation secondaire des sutures de la paroi abdominale par la bile : elle n'est complète que fin janvier 1895. Le 30, jour de l'exeat, le foie moins dur, mais épais, ne dépasse plus le rebord costal que de 4 centim.

------

Ces deux observations de cholédocotomie se ressemblent en ce que l'extraction des calculs du cholédoque n'a été faite qu'après quelques jours d'attente, sous un tamponnement, pour la formation d'adhérences limitant le foyer opératoire. Mais elles offrent des différences essentielles.

Arbuthnot Lane, dans une première opération, incise le cholédoque, tente vainement d'extraire des calculs situés dans la portion rétro-duodénale; craignant l'inoculation du péritoine par du liquide d'apparence intestinale, dit-il, qui reflue du cholédoque à chaque tentative d'extraction, il suture l'incision du canal et fait un drainage avec tamponnement. Malgré la suture, ainsi qu'il arrive le plus souvent même après ablation des calculs, écoulement biliaire par le drain, fistule biliaire : l'ictère diminue. Treize jours après, les adhérences étant jugées suffisantes, seconde opération : agrandissement de l'ouverture du cholédoque, ablation des calculs. Ce sont là plutôt deux cholédocotomies à court intervalle, qu'une cholédocotomie en deux temps.

L'opération de M. Quénu diffère nettement de la précédente. Premier temps : découverte du calcul du cholédoque; tamponnement. Cinq jours après, des accidents aigus d'intoxication biliaire obligent à pratiquer, sans plus tarder, le deuxième temps : incision du cholédoque, ablation du calcul, pas de sutures du cholédoque. C'est, en somme, l'analogue des opérations en deux temps, en général; elle en a les avantages possibles au point de vue de la sécurité due aux adhérences, lorsque exceptionnellement ces adhérences n'existent pas déjà ici; mais elle en a aussi les inconvénients, en retardant d'autant la partie utile de l'intervention. L'opérée de M. Quénu en est une preuve. Des signes d'intoxication biliaire obligent à pratiquer sans retard le deuxième temps, ouverture du cholédoque, à la suite de laquelle la température de 39°,9 ce matin là, tombe dès le soir à la normale.

## État de la vésicule. Siège des calculs du cholédoque dans l'ensemble des observations précédentes.

L'*état de la vésicule* est très important à noter, comme signe de diagnostic avant l'intervention, et comme indications et ressources opératoires au cours de celle-ci.

Dans 14 cas il n'en est pas fait mention, ni lors de l'examen clinique, ni lors de l'intervention. Dans 3 cas, la vésicule est seulement dite imperceptible cliniquement.

Dans 54 observations où son état est noté, la vésicule a été, lors de la cholédocotomie primitive ou de l'intervention précédant la cholédocotomie secondaire :

| | |
|---|---|
| Introuvable................................................. | 5 |
| Très petite ou petite...................................... | 40 |
| De dimensions moyennes, non dilatée..................... | 4 |
| Légèrement augmentée de volume....................... | 3 |
| Dilatée (obs. 43)........................................... | 1 |
| Très dilatée (obs. 62)..................................... | 1 |

Ces chiffres viennent à l'appui de la fréquence de la rétraction de la vésicule dans l'obstruction calculeuse du cholédoque; ils confirment la valeur du signe de Courvoisier-Terrier pour le diagnostic de la nature calculeuse de l'obstruction : la vésicule, dans l'obstruction calculeuse du cholédoque, est le plus souvent imperceptible cliniquement, et, lors de l'intervention, trouvée petite et rétractée, parfois même complètement disparue au milieu des adhérences. Au contraire, dans l'obstruction du cholédoque par compression extérieure, compression dont les tumeurs malignes de la tête du pancréas sont une des causes les plus fréquentes, la vésicule est ordinairement dilatée, formant une tumeur perceptible sous le bord du foie.

La rétraction de la vésicule et les adhérences qui l'accompagnent presque constamment à la face inférieure du foie, dans la lithiase, sont des lésions connexes, résultat de l'angiocholite, de la cholécystite et de la péricholécystite calculeuses. Elles résultent « de phénomènes d'inflammation chronique des voies biliaires, se traduisant, à un moment

donné, par une atrophie ou plutôt une rétraction cicatricielle plus
appréciable au niveau de la vésicule que partout ailleurs... Du reste,
ces phénomènes d'inflammation chronique avec produits cellulo-fibreux
se manifestent autour du foie et surtout à la face inférieure de cet
organe, par la multiplicité des adhérences cellulo-fibreuses à l'épiploon,
au côlon et même au duodénum et à l'estomac » (1).

Dans la recherche de la vésicule, il faudra se méfier de l'existence
possible, à ce niveau, d'un gâteau d'adhérences épiploïques, pouvant
faire croire à tort à une vésicule dilatée. On a pris aussi quelquefois
pour telle une déformation spéciale du bord inférieur du lobe droit qui
paraît coexister assez fréquemment avec la lithiase. Riedel y a beaucoup
insisté sous le nom « d'appendice linguiforme » (2). MM. Terrier (3),
Glénard, Chauffard ont vu des cas analogues de coexistence de cette
déformation avec la lithiase biliaire. On en trouve de nouveaux
exemples dans les observations 10, 31, 33, 43, 51, 66. Quelques recherches
à ce sujet nous ont montré que la pathogénie en reste encore obscure.

Dans 45 des 71 cas précédents, on a trouvé et enlevé des calculs de la
vésicule, coexistant aux calculs du cholédoque.

*Le siège des calculs enlevés par la cholédocotomie* est mentionné
dans 44 des observations précédentes. Sur ce nombre, les calculs sont
trouvés, selon l'expression même des observations : à l'origine ou dans
la partie sus-duodénale du cholédoque, 24 fois ; entre le foie et le duodénum, 3 ; près du duodénum, 5 ; à la partie moyenne du cholédoque, 1 ;
derrière la première portion du duodénum, 5 ; dans la tête du pancréas, 1 ; près de l'embouchure du cholédoque dans le duodénum, 4 ;
dans la papille du duodénum, 1. Soit au minimum 32 cholédocotomies
sur 44, où les calculs trouvés siégeaient au-dessus du duodénum.

Dans les 28 autres opérations, le siège des calculs n'est pas indiqué.
L'examen de ces observations nous pousse à croire que dans la plupart
d'entre elles, c'est encore de la partie libre du cholédoque, au-dessus
du duodénum, que l'on a extrait les calculs. Tantôt la nature même des
manœuvres décrites n'est guère conciliable qu'avec des calculs sus-
duodénaux : soulèvement de la partie du canal contenant le calcul par
les doigts placés dans l'hiatus de Winslow (obs. 56), placement immédiat

(1) Terrier, *Loc. cit.*
(2) Riedel, Ueber zungenförmigen Forsatz des rechten leberlappens und seine
pathognostiche Bedeutung für die Erkrankung der Gallenblase, etc. *Berlin. klin.
Wochenschrift*, 16 et 23 juillet 1888. Et Riedel. *Loco citato*, p. 11 et p. 56-67.
(3) Terrier, Voy. Baudouin. Lobe du foie flottant ; calcul de la vésicule biliaire
*Progrès médical*, 18 août 1888.

de deux anses de fil de soutien sur la paroi du cholédoque, et incision entre ces deux anses (obs. 53, 54) avec relation du même manuel opératoire que dans d'autres observations du même auteur, où le siège sus-duodénal du calcul est mentionné (obs. 51), calcul du cholédoque s'étageant au-dessous de calculs du canal hépatique (obs. 55), etc. D'autres fois, l'absence même de manœuvres spéciales, où il n'est question ni du duodénum, ni du pancréas, ne se concilie guère qu'avec l'incision du cholédoque dans sa partie libre. Enfin des schémas accompagnant parfois les observations montrent, situés dans la partie initiale du cholédoque, des calculs dont le siège n'est pas mentionné dans la relation donnée : telles les observations 58 et 59. Il faut remarquer d'ailleurs que ces schémas (1) sont absoluments inexacts au point de vue anatomique, en figurant comme cholédoque ce qui n'est que sa partie sus-duodénale; on y voit le cholédoque s'aboucher immédiatement au bord supérieur de la première portion du duodénum. Cette constatation pousse à n'accepter qu'avec quelques réserves les cas d'extraction de calculs dits à l'embouchure du cholédoque, lorsque d'autre part les détails opératoires rapportent simplement, sans mentionner en rien ni le duodénum ni le pancréas, que le cholédoque a été immédiatement incisé sur le calcul.

Jusqu'à présent, c'est donc la partie libre, sus-duodénale, du cholédoque, qui a été presque exclusivement attaquée par la cholédocotomie. On n'en peut pas conclure que c'est là le siège le plus fréquent des calculs; cela prouve seulement que c'est à ce niveau qu'ils sont le plus facilement trouvés. L'exploration de la partie rétro-duodénale et pancréatique du cholédoque est plus difficile; souvent les calculs y restent inaperçus, jugés inenlevables, ou donnent lieu à des erreurs de diagnostic ; la laparotomie est restée alors exploratrice (2) ou s'est terminée, si la vésicule s'y prêtait, par une cholécystostomie ou une cholécystentérostomie.

<hr>

(1) RIEDEL. *Erfahrungen über die Gallensteinkrankheit*, Berlin, 1892, figures VI, VII, VIII, p. 9-10.

(2) MALLAM et HOWSE. West London medico-chirurgical Society. *Lancet*, 28 mai 1892.

CHOLÉDOCOTOMIES SIMPLES : 26 opérations, 12 morts.
    6 par insuffisance hépatique, dont 3 opérés in extremis.

    3 : infection péritonéale
- 1 perforation du côlon pendant la libération des adhérences,
- 1 épanchement de bile dans l'abdomen : insuffisance du drainage
- 1 cause restée douteuse.

    1 hémorrhagie intra-canaliculaire, cholémie aiguë.
    2 causes douteuses.

CHOLÉDOCOTOMIES ASSOCIÉES à :

*Cholécystectomie :* 9 opérations, 3 morts.
- 1 choc.
- 1 insuffisance hépatique.
- 1 infection péritonéale par épanchement de bile dans l'abdomen.

*Cholécystotomie :* 11 opérations, 2 morts.
- 1 congestion pulmonaire.
- 1 infection péritonéale probable.

*Cholécystostomie :* 11 opérations, 3 morts.
- 1 infection péritonéale par épanchement de bile : absence totale de drainage.
- 1 infection péritonéale par épanchement de bile.
- 1 infection péritonéale probable.

CHOLÉDOCOTOMIES SECONDAIRES : 14 opérations, 2 morts.
- 1 choc : deux laparotomies successives.
- 1 infection péritonéale par perforation du côlon.

*Lésions avancées du foie, infection péritonéale par la bile septique :* telles sont manifestement les deux plus fréquentes causes de mort, d'où la nécessité d'opérer plus tôt, l'utilité de la cholécystostomie préalable, lorsqu'elle est possible, contre l'infection et la rétention biliaires, la nécessité d'une protection soigneuse du péritoine pendant l'intervention, et d'un drainage efficace.

Le pronostic, en dehors de la façon même dont l'intervention est pratiquée, repose en grande partie sur ces deux éléments : *état du foie, degré de l'infection biliaire*. On devra, dans l'examen du malade, tenir le plus grand compte des accidents fébriles ; ils constituent l'indication pressante d'une intervention destinée à faire cesser la rétention biliaire. Il faudra rechercher aussi les signes qui peuvent nous renseigner sur l'état probable de la cellule hépatique : examen détaillé de l'urine, dosage de l'urée, modification des pigments biliaires, épreuve de la glycosurie alimentaire. Constatés, ces signes d'insuffisance hépatique ne sauraient contre-indiquer l'intervention, qui reste la seule ressource ; ils avertissent seulement que cette intervention se pratique dans des conditions moins bonnes.

Ces 72 observations nous donnent en bloc 50 guérisons et 22 morts, ce qui ferait une mortalité de 30 p. 100. Il serait peut-être juste de ne pas charger l'opération des cas opérés in extremis, et des morts dues uniquement aux lésions hépatiques avancées : le taux de 20 p. 100 nous paraîtrait ainsi représenter mieux la mortalité vraie de l'opération. Cette statistique totale, comprenant des cas tout à fait différents, n'a d'ailleurs pas de valeur ; il faudrait avoir un assez grand nombre d'observations pour apprécier séparément, sur une base suffisante, la mortalité dans les différents groupes de cholédocotomie. Quoique 14 opérations de cholédocotomies secondaires ne puissent constituer un dossier suffisant, il est cependant à remarquer qu'elles ne donnent que 2 morts, soit 7 p. 100 : l'une est manifestement due au choc (cholédocotomie 4 jours après une première laparotomie) ; l'autre à un accident opératoire (perforation du côlon) ; nous ne retrouvons plus ici l'insuffisance hépatique, ni l'infection péritonéale par épanchement de bile septique dans l'abdomen : deux causes de mort qui chargent beaucoup le tableau des cholédocotomies primitives.

## DEUXIÈME PARTIE

### Indications de la cholédocotomie par rapport aux autres opérations praticables contre l'obstruction calculeuse du cholédoque.

Les indications générales de la cholédocotomie se confondent avec celles de l'intervention chirurgicale dans l'obstruction calculeuse du cholédoque; elles se basent sur la permanence de cette obstruction résistant au traitement médical.

Ses indications spéciales, comme opération particulière parmi celles qui sont employées contre l'obstruction calculeuse du cholédoque, sont les seules que nous désirions considérer dans cette étude isolée de la cholédocotomie. Ces indications purement opératoires ne peuvent se tirer que des renseignements exacts, acquis au cours même de l'intervention, sur les calculs du cholédoque, l'état des voies biliaires, la nécessité d'inciser le canal pour le désobstruer.

Ce n'est qu'exceptionnellement, dans la lithiase, que l'exploration de la vésicule et du cholédoque peuvent constituer un temps purement explorateur de l'intervention. L'étude des observations précédentes nous a montré la rétraction presque constante de la vésicule, qui peut rester introuvable au milieu des adhérences qui l'enserrent à la face inférieure du foie, accolent à celle-ci l'épiploon, le côlon, le duodénum, entourent et masquent le cholédoque. Il faut donc, pour trouver la vésicule, pour parvenir ensuite jusqu'au cholédoque, disséquer péniblement de nombreuses adhérences, dont l'existence même est un signe de la nature lithiasique des accidents. L'arrivée sur le cholédoque, la recherche du calcul peuvent ainsi constituer la partie la plus difficile de l'intervention; l'étude de cette exploration sera donc mieux placée au cours de cette intervention. Supposons pour le moment cette exploration faite, et l'existence des calculs vérifiée.

Un ou plusieurs calculs ayant été reconnus dans le cholédoque, les opérations dont on dispose pour désobstruer le canal sont les suivantes :

1º Le *refoulement simple* des calculs du cholédoque dans la vésicule et leur extraction par cholécystotomie, ou le refoulement dans le duodénum;

2º La *cholédocolithotripsie* : écrasement sur place, à travers les parois intactes du canal, des calculs obstructeurs ;

3º La *cholédocotomie* : incision du cholédoque et extraction du calcul ;

4º La *duodénotomie*, pour l'ablation des calculs enclavés dans la partie terminale du cholédoque.

A côté de ces interventions directes sur le cholédoque pour le désobstruer, d'autres opérations laissent persister l'obstacle, et ne font que parer à la rétention biliaire. Elles utilisent la vésicule et le cystique pour l'établissement d'une fistule intestinale ou cutanée : ce sont la *cholécystentérostomie* et la *cholécystostomie*.

Nous passerons rapidement en revue ces opérations, autres que la cholédocotomie, pour en voir, comparativement à celle-ci, quelques indications et contre-indications, ou leur possibilité, dans l'obstruction calculeuse du cholédoque.

### § 1. — Autres opérations désobstruant le cholédoque.

**I. — Refoulement simple des calculs du cholédoque dans la vésicule : extraction par cholécystotomie. Refoulement dans le duodénum.** — Sans lithotripsie préalable, ce refoulement n'est possible que pour des calculs facilement accessibles, très mobiles, et assez petits pour être ramenés à travers un canal cystique resté perméable. Cet ensemble de conditions manque le plus souvent : les calculs sont trop volumineux et enclavés, le canal cystique rétracté comme la vésicule, ou insuffisamment perméable. L'échec de ces tentatives de refoulement est mentionné dans bon nombre des observations de cholédocotomie.

Lorsqu'il est possible, c'est le mode d'extraction le plus simple des calculs du cholédoque. M. Routier (1) a présenté à la Société de chirurgie une observation de ce genre : vésicule atrophiée, calcul du cholédoque ; refoulement du calcul dans la vésicule ; ouverture de la vésicule et ablation du calcul ; cholécystostomie ; guérison. Nous avons vu cette année notre maître, M. Hartmann, ramener ainsi, par des pressions digitales progressives, un calcul du cholédoque dans une vésicule atrophiée et réduite à un cordon fibreux du volume d'une plume d'oie : cholécystostomie ; guérison (2). Une observation de M. Tuffier (3) montre un

(1) ROUTIER. *Bulletins de la Société de Chirurgie de Paris*, 18 juillet 1894, p. 598-9.

(2) HARTMANN. Rapport de M. Quénu, *Société de Chirurgie*, avril 1895, et *Progrès médical*, 4 mai 1895, p. 291.

(3) TUFFIER. *Bulletins de la Société de Chirurgie de Paris*, 1er février 1898, p. 68.

calcul du cholédoque, mobile, ramené par la pression des doigts jusqu'à l'entrée de la vésicule, mais ne pouvant en traverser la cavité qu'après broiement à l'origine de la vésicule. Si d'ailleurs un calcul du cholédoque, sans pouvoir être ramené jusque dans la vésicule, parvient à rétrograder dans le canal cystique, il est évident qu'il vaut mieux n'inciser qu'au point où le calcul est arrêté dans sa marche en arrière, et substituer ainsi une cysticotomie à une cholédocotomie. Rappelons enfin que parfois un calcul mobile, dans des essais de refoulement vers le cystique, et même sous la simple palpation exploratrice, a fui dans le canal hépatique, et n'a pu ensuite être retrouvé (obs. 25 et 48.)

Le refoulement des petits calculs dans le duodénum est aléatoire même pour les débris résultant d'un broiement préalable : on ne peut les guider que confusément dans la partie profonde du cholédoque, à travers le pancréas, et l'on ne connaît pas d'avance le degré de perméabilité du canal et de l'ampoule de Vater. L'enclavement possible, dans la portion terminale du canal, d'un calcul ainsi refoulé, pourrait augmenter beaucoup les difficultés d'une extraction qui se présentait d'abord dans de bonnes conditions. C'est dans un cas analogue que Sprengel (1), pratiqua la première cholédoco-duodénostomie : après ablation d'un calcul du cystique et cholécystectomie, un volumineux calcul avait été poussé de l'hépatique vers le duodénum et s'était enclavé vers la fin du cholédoque.

**II. — Cholédocolithotripsie.** — Depuis que Langenbuch a, le premier, broyé des calculs dans le cholédoque, les observations semblables se sont multipliées.

Dans un rapport au Congrès français de chirurgie, M. Terrier en avait rassemblé sept cas. D'autres ont été publiés depuis : soit une trentaine d'observations dont nous ne donnons ici que l'indication et le résultat.

LANGENBUCH (2). — Vésicule atrophiée et très adhérente aux parties voisines. Broiement, à l'aide d'une pince à mors entourés d'amadou, de calculs du cholédoque, dont les débris sont ramenés ensuite dans la vésicule. Cholécystectomie. L'opération dure deux heures. Collapsus et mort vingt-deux heures après.

(1) SPRENGEL. Communication au vingt-deuxième Congrès allemand de chirurgie. *Centralblatt für Chirurgie*, 1891, n° 26, p. 121 du supplément ; et *Deutsche medizinal Zeitung*, 1891, n° 30, p. 254.

(2) LANGENBUCH. *Berlin. klin. Wochenschr.*, 1886, n°s 41 et 42.

Courvoisier (1). — 3 cas : 2 succès. 1 insuccès : cholécystostomie et cholédocolithotripsie; fistule biliaire complète persistante : cholédocotomie ultérieure (obs. 69).

Crédé (2). — La vésicule, petite et partout adhérente, contient deux calculs : ablation. Cystique complètement oblitéré. Dans le commencement du cholédoque, un calcul du volume d'une cerise est facilement écrasé entre les mors d'une pince munis de caoutchouc : les fragments en sont expulsés à la suite de trois violentes coliques hépatiques.

Kocher (3). — A la place de la vésicule on ne trouve que des adhérences soudant à la face inférieure du foie l'épiploon et le côlon. Cholédoque dilaté, d'un diamè re de 2 centim. environ. Canal cystique représenté par une simple bride. Le ci..lédoque peut être poursuivi sur une étendue de 2 à 3 centimètres et demi, jusqu'au point où il disparaît derrière le duodénum. Sa portion dilatée loge deux calculs, dont l'un très volumineux : ils sont écrasés entre le pouce et l'index. En vue de l'échec possible de cette cholédocolithotripsie, Kocher avait auparavant fixé la portion dilatée du cholédoque au duodénum, au moyen de cinq points de suture, pour pouvoir au besoin établir une fistule cholédoco-duodénale. La réussite du broiement des calculs le dispensa de pratiquer cette cholédoco-duodénostomie. Huit jours après, débris de calculs dans les matières fécales. Guérison.

Vander Veer (4). — Vésicule complètement rétractée dans une masse d'adhérences à la face inférieure du foie. Dans le cholédoque, près du duodénum, un calcul : broiement avec les doigts, refoulement des débris dans le duodénum. Guérison.

Courvoisier (5). — Vésicule petite, rétractée. Nombreuses adhérences cachant entièrement le pédicule du foie : on y sent un calcul. Son extraction est jugée impossible à cause de nombreux vaisseaux et de l'interposition du duodénum : lithotripsie avec les doigts. A la suite, l'ictère diminue à peine. 17 jours après, les selles sont encore de couleur feuille-morte : on n'y trouve pas de débris de calculs. En somme, guérison opératoire, mais résultat douteux.

Roux. — Obs. inédite (résumée). — Homme, 51 ans. En 1889, 1890 et 1891, douleurs sourdes dans l'hypochondre droit, sans ictère. En juin 1891, ictère s'accentuant peu à peu et persistant depuis, sans recrudescence des douleurs. Selles décolorées. Amaigrissement. Opération le 24 juin 1892. Incision médiane sus-ombilicale : Foie augmenté de volume. On pénètre vers la colonne vertébrale pour examiner le pancréas, et l'on trouve alors deux calculs biliaires dans le

(1) Courvoisier, *Corresp. Blatt für Schw. Aerzte.*, 1er juin 1887, et *Casuist und statist. Beiträge zur Path. und Chirurgie der Gallenwege*. Leipzig, 1890.

(2) Crédé. 18e Congrès allemand de chirurgie. Zur Chirurgie der Gallenblase. *Centralblatt fur Chirurgie*, nº 29, p. 74, 1889.

(3) Kocher. *Correspondenz Blatt fur Schweizer Aerzte*, nº 4, 15 février 1890, p. 97.

(4) Vander Veer. *New-York medical Record*, 28 novembre 1891, p. 646.

(5) Courvoisier, *Orig. Krankheitsgeschichte Spital Basel*, X, 1891.

cholédoque, près de son embouchure dans l'intestin. Le plus petit dépasse un peu le volume d'un pois, il est le plus près de l'intestin ; le grand est comme la phalangette d'un indicateur. Ils sont de consistance assez molle : on peut les écraser entre le pouce et la colonne vertébrale. On procède alors à cette cholédo-colithotripsie jusqu'à ce qu'on ne trouve plus qu'une masse mollasse, mobile, assez prête pour se frayer un chemin dans l'intestin. Après des recherches exactes, on ne sent plus de calculs, ni dans le cholédoque, ni dans la vésicule qui est minuscule. Guérison sans incident, se maintenant en juin 1895.

Roux. — Obs. inédite (résumée). F... 46 ans. — Depuis trois ans, coliques hépatiques suivies d'ictère. Fistule spontanée, cholécysto-cutanée, s'ouvrant à mi-chemin entre l'ombilic et l'épine iliaque antéro-supérieure droite, il en sort des calculs : fistule muqueuse, persistance de l'ictère. Selles décolorées. Amaigrissement. Opération, 19 octobre 1893. Double incision elliptique circonscrivant l'orifice fistuleux ; le cordon fibreux constituant la fistule est isolé jusqu'à la vésicule. Ce cordon fistuleux et le fond de la vésicule sont enlevés avec la portion de paroi, portant l'orifice de la fistule, qui a été circonscrite par les incisions. Ablation d'un calcul de la vésicule. Dans le cholédoque deux calculs : l'un est écrasé entre les doigts, l'autre est ramené et enlevé par la vésicule. L'opération est terminée en abouchant dans le duodénum ce qui reste de la vésicule dont la paroi est saine. Guérison. Juin 1895, la guérison se maintient.

Vautrin. — Obs. inédite (résumée). — F... 43 ans. Depuis plusieurs années coliques hépatiques. Ictère chronique avec décoloration des selles. Incision latérale. Vésicule très petite : ablation de 95 calculs du canal cystique et de la partie voisine de la vésicule. Dans le cholédoque, deux concrétions volumineuses, qu'il est impossible de faire reculer ni avancer dans le canal : écrasement très facile avec une pince à mors revêtus de caoutchouc : pression progressive, lente et peu intense. Les deux calculs ont été non pas broyés, mais réduits en deux ou trois fragments. Quelques pressions ont pu les faire cheminer vers l'intestin, mais il n'est pas sûr que tous les fragments aient été entraînés par les pressions du doigt. Cholécystotomie avec cholécystopexie. Guérison rapide. M. Vautrin a appris que cette femme avait succombé depuis à une pneumonie grippale.

Thiriar (1). — Deux cas : 1 succès ; 1 insuccès.

1. — Vésicule très petite, incisée. Fragmentation entre le pouce et l'index d'un calcul enclavé dans le cholédoque : fragments repoussés dans le duodénum par une sonde de femme en verre. Cholécystectomie. Guérison se maintient dix-huit mois après.

2. — Vésicule très petite. Tentative de thripsie et de refoulement dans le duodénum, avec les doigts, d'un calcul très mobile du cholédoque. On croit y être parvenu : la concrétion disparaît. Onze jours après, réapparition des accidents antérieurs. Cholédocotomie ultérieure (obs. 68).

<hr>

(1) Thiriar. *Gazette hed. de méd. et de chirurg.*, 12 août 1894.

MAYO ROBSON (1) se montre surtout partisan convaincu de la cholédocoli-thotripsie qu'il préfère à l'incision du canal. Dans le tableau des 78 cas de chirurgie des voies biliaires qu'il a présentés l'année dernière au congrès de Rome, nous relevons 11 cholédocolithotripsies : dont 1 simple, et 10 associées à la cholécystostomie avec ou sans ablation de calculs de la vésicule et du cystique. Ces 11 interventions se sont terminées 10 fois par la guérison opératoire. Quant aux résultats, ils peuvent se répartir ainsi :

1 guérison constatée après 4 ans.

2 — — — 1 an.

6 guérisons simplement mentionnées.

1 persistance d'une fistule biliaire se fermant de temps en temps, guérie par une cholécystentérostomie six mois après.

1 mort : « Dans la quatrième semaine, diarrhée et mort subite avec toutes les apparences d'une perforation intestinale ; rien d'anormal dans la région des canaux biliaires. »

PRIDGIN TEALE (2) a rapporté trois cas de cholédocolithotripsie, après acupuncture du calcul par une aiguille introduite à travers les parois du canal, ainsi que Thornton l'a fait pour fragmenter des calculs de la vésicule ou du cystique. Ces trois cas donnent : 1 succès, 1 mort, 1 insuccès. Les voici très brièvement résumés :

1. — Vésicule ratatinée et vide. Dans le cholédoque un calcul enclavé : essais inutiles de broiement entre le pouce et l'index, ou avec une pince. Ponctions multiples du calcul avec une fine aiguille : broiement. Il finit par disparaître. Expulsion de fragments de calculs dans les selles, à la suite de deux coliques hépatiques. Guérison.

2. — Vésicule de dimensions moyennes, contenant plusieurs calculs très durs. Dans le commencement du cholédoque, un calcul très dur, d'un demi-pouce de diamètre. Après plusieurs tentatives infructueuses de thripsie digitale, on essaie de passer une forte aiguille à acupuncture à travers le calcul : on arrive enfin à le briser par ce moyen. Cholécystostomie. Drain sur le cholédoque. Douleurs abdominales. Mort le troisième jour. Pas d'autopsie.

3. — Vésicule de dimensions moyennes : ablation de plusieurs calculs. Dans le cholédoque, un calcul facile à fixer entre le pouce et l'index. Acupuncture : il se brise et les fragments en sont encore réduits entre les doigts. Cholécystostomie. Résultat : fistule vésiculaire donnant un écoulement de bile peu abondant : persistance de l'ictère et de la décoloration des selles. Seconde laparotomie huit semaines plus tard : on ne trouve pas de calculs dans le cystique ni dans le cholédoque ; on ne voit aucune cause d'obstruction. A la suite, ictère intermittent, écoulement biliaire peu abondant par la fistule ; l'irrigation de la vésicule ramène de temps en temps de petits calculs.

(1) MAYO ROBSON. *Medical Chronicle*, octobre 1891, vol. XV, n° 1, p. 4-5 et 6-8, et : The surgery of the gall-bladder and bile-ducts, with brief notes of 78 cases. *British medical Journal*, 28 avril 1894, p. 901.

(2) PRIDGIN TEALE. *British medical Journal*, 2 février 1895, p. 237.

Le groupement de ces 27 cas de cholédocolithothripsie, seule ou associée à des opérations sur la vésicule, permet d'en voir les résultats d'ensemble, et donne un élément d'appréciation sur la valeur de cette opération. Il faut avoir grand soin d'en distinguer les suites immédiates d'avec les résultats éloignés :

3 morts { Collapsus (Langenbuch).
Cause insuffisamment mentionnée. Mort au troisième jour (Teale).
Cause insuffisamment mentionnée. Mort à la quatrième semaine : perforation intestinale ? (Robson).

24 guérisons opératoires, se décomposant en :

4 insuccès immédiats : { persistance des accidents antérieurs. Cholédocotomie ultérieure (Thiriar).
fistule biliaire persistante. Cholécystentérostomie (Robson).
fistule biliaire persistante. Cholédocotomie (Courvoisier).
fistule biliaire persistante (Teale).

1 résultat douteux : insuccès probable.

12 guérisons non revues.

6 guérisons revues se maintenant après.. { 1 an = 2.
1 an 1/2 = 2.
3 ans = 1.
4 ans = 1.

1 mort indépendante de la lithiase (pneumonie grippale).

Il est regrettable de n'avoir pas un plus grand nombre de cas revus longtemps après l'opération, et des renseignements ultérieurs sur les 12 guérisons simplement mentionnées seraient indispensables pour une appréciation exacte. La critique de la cholédocolithotripsie ne peut se baser uniquement sur les insuccès immédiats; ici surtout le résultat de l'opération ne peut être accepté comme bon que s'il est constaté longtemps après. C'est qu'en effet, ainsi que l'ont fait remarquer Terrier (1), Körte, Riedel, il est possible que les débris du calcul ne soient pas conduits jusque dans le duodénum aussi facilement qu'on pourrait le croire. Dans deux des observations qui précèdent, nous voyons l'expulsion de ces fragments ne se faire qu'au prix de violentes coliques hépatiques. Telle est aussi l'opinion de Courvoisier : si les fragments ne sont assez réduits, on court le danger d'un nouvel enclavement dans la portion terminale du canal. En supposant même que

(1) TERRIER. Opérations pratiquées sur les voies biliaires. *Rapport au Congrès français de chirurgie*, 6e session, 1892.

ces fragments soient assez petits pour pouvoir individuellement franchir le cholédoque, rien ne garantit qu'ils ne s'agglomèreront pas pour obstruer de nouveau l'entrée de ce canal. Enfin on n'est pas fixé, au cas de cholédocolithotripsie seule, sur le degré de perméabilité de la partie terminale du cholédoque : si elle est provisoirement oblitérée, l'opération manque son but. Seules, comme on le voit, un nombre suffisant d'observations avec résultats éloignés pourraient répondre à ces doutes.

Cette difficulté du refoulement ou du passage spontané des fragments dans le duodénum n'est pas le seul point faible de la cholédocolithotripsie. Il faut aussi remarquer qu'on ne sait jamais d'avance si la paroi du cholédoque est intacte, si elle n'est pas enflammée et friable au contact d'un calcul enclavé. On n'est pas fixé davantage sur la dureté du calcul. Il peut être très dur, et l'échec des tentatives de broiement est noté dans nombre d'observations de cholédocotomie; dans ces cas, si les pressions exercées sont énergiques, leur inutilité se double du danger qu'elles font courir à la paroi du canal.

La cholédocolithotripsie ne sera donc pratiquée qu'avec modération, entre les doigts. Si un essai modéré ne réussit pas, si le calcul est dur et enclavé, mieux vaut en venir à l'incision du canal qu'à des pressions ou à des acupunctures dangereuses, pouvant rester inutiles, ou aboutir à une fragmentation qui n'est pas un gage certain de non récidive. En outre, il nous semble qu'une condition importante de la cholédocolithotripsie sera la perméabilité du canal cystique, permettant, soit de ramener et d'extraire les fragments par la vésicule, soit de les refouler, au moyen d'une sonde (obs. Thirlar) jusque dans le duodénum, en s'assurant en même temps de la perméabilité du cholédoque.

**III. — Ablation, par duodénotomie, de calculs enclavés dans la terminaison du cholédoque.** — Nous ne connaissons que deux opérations de ce genre : la première a été faite par Mac Burney; la seconde vient d'être publiée par Kocher (1).

Mac Burney « ouvrit le duodénum et enleva avec succès un calcul enclavé par l'orifice intestinal du cholédoque » (2). Cette opération est citée par Vander Veer, Mayo, Martig; mais la publication originale, si elle en a été faite, n'est pas donnée dans ces citations, et nous n'avons pas pu nous en procurer l'observation. Voici ce qu'en dit Kocher dans son récent travail : « Mac Burney a pratiqué l'opération qui ressemble

(1) KOCHER. *Correspondenz. Blatt für Schweizer Aerzte*, 1er avril 1895, p. 193. Analysé in *Semaine médicale*, 26 juin 1895, p. 284.

(2) MAYO. *Journal Americ. med. Associat.*, 26 août 1893, p. 302.

le plus à la nôtre. La description originale n'en est regrettablement pas à notre disposition. D'après Martig, il ouvrit le duodénum, dilata l'orifice intestinal du cholédoque, et fit l'extraction du calcul. Martig pense, à ce propos, qu'il ne s'agissait pas là de l'orifice normal, mais d'une perforation antérieure. Notre opération en diffère en ce que nous ne pouvions pas penser, vu le volume du calcul, à l'extraction par dilatation de cet orifice étroit; après avoir incisé transversalement et largement la paroi antérieure du duodénum dans sa portion verticale, et fait saillir le calcul d'arrière en avant contre la paroi postérieure du duodénum, nous avons incisé celle-ci longitudinalement sur le calcul. Ainsi nous avons fendu la paroi postérieure de l'intestin et la paroi antérieure du cholédoque, et nous les avons ensuite suturées ensemble. Nous avons ainsi exécuté une cholédoco-duodénostomie régulière, que nous voudrions désigner du nom de cholédoco-duodénostomie « interne », en opposition à celles de Riedel et de Sprengel. »

Ces deux dernières opérations en diffèrent encore en ce qu'elles ont simplement consisté dans l'anastomose cholédoco-duodénale sans ablation du calcul obstructeur.

Voici d'ailleurs un court résumé de cette très belle opération de Kocher

Homme, 36 ans, présentant depuis huit ans des symptômes de lithiase biliaire : crises douloureuses, fréquentes, sans ictère. En octobre 1893, ictère très intense, avec douleurs vives à l'épigastre et dans l'hypochondre droit : l'ictère disparaît au bout de quatre semaines. En janvier 1894, poussées fébriles, frissons, ictère et violentes crises douloureuses. Douleurs et ictère persistant depuis cette époque. Coliques hépatiques, avec fièvre, revenant toutes les deux ou trois semaines. Cure à Carlsbad sans résultat. Amaigrissement.

2 juin. Ictère foncé. Selles décolorées. Frissons. Température atteignant 40°. Vésicule non perceptible.

*Opération*, le 4 juin 1894. — Incision d'abord médiane, se recourbant ensuite en dehors pour devenir concave et transversale. Foie peu augmenté de volume. Vésicule petite avec un peu de bile. Un doigt introduit derrière le duodénum, constate la présence d'un calcul du volume environ d'un œuf de pigeon, en arrière du duodénum. Essai infructueux de broiement avec une pince. Il est impossible d'écarter le duodénum et de parvenir sur sa face postérieure; pendant un essai de libération survient une hémorrhagie de la tête du pancréas : ligature et tamponnement.

Il ne reste qu'à enlever le calcul par le duodénum. Le médius de la main gauche de l'opérateur soulève le duodénum d'arrière en avant et tient ainsi le calcul; l'assistant tient, avec un doigt placé en haut, le duodénum appliqué contre le doigt déjà placé en arrière : le calcul ne peut s'échapper. Incision transversale de la paroi antérieure du duodénum dans toute sa largeur; incision longitudinale de la paroi postérieure sur la saillie du calcul ; extraction du calcul. Suture des bords de la plaie du cholédoque aux bords de la plaie duodénale postérieure. Fermeture de la plaie transversale antérieure par une double rangée de sutures. Drainage par une mèche de gaze phéniquée derrière le duodénum, et seconde mèche contre la tête du pancréas : entre les deux, un drain. Le calcul a le volume et la forme d'un œuf de pigeon. L'opéré sort complétement guéri le 19 juillet.

Kocher insiste, à la suite de cette observation, sur les avantages de l'incision transversale du duodénum, préférable d'une façon générale, sur l'intestin, à cause de la direction transversale des vaisseaux, utile en ce cas particulier pour aborder facilement la paroi postérieure et y faire les sutures nécessaires. Il souligne aussi l'utilité de faire saillir le calcul d'arrière en avant pour la facilité de l'incision et des sutures. Une seule rangée de sutures comprenant toute l'épaisseur du duodénum et du cholédoque est suffisante : il serait avantageux de placer ainsi quelques points de suture maintenant exactement, dans leur situation respective, la paroi du cholédoque et celle du duodénum, dès qu'on a incisé sur le calcul et avant de l'enlever, utilisant ainsi la saillie qu'on lui fait faire. Le succès apprend que cette rangée de sutures donne une sécurité suffisante : malgré le tamponnement et le drain, il ne s'est jamais écoulé de bile chez son opéré.

Nous avons tenu à rapporter avec détails suffisants cette observation de Kocher et les remarques qui la suivent : ce procédé d'extraction, par duodénotomie par, « cholédocotomie interne » des calculs enclavés à la fin du cholédoque, nous paraît devoir être souvent utilisé, à mesure que les interventions deviendront plus fréquentes. Il sera particulièrement intéressant de voir ce que deviendra cet orifice de communication cholédoco-duodénal, et s'il résultera ou non des conditions spéciales, au point de vue de l'infection biliaire ascendante, de ce large abouchement du cholédoque dans la cavité intestinale.

M. Terrier (obs. 66), sentant un calcul caché derrière le duodénum et paraissant situé dans l'ampoule de Vater, le duodénum étant absolument en avant de lui et ne pouvant être déplacé en bas, ouvrit celui-ci. L'index, introduit dans la cavité duodénale, reconnut que le calcul, absolument immobilisé, était situé juste au-dessus de l'ampoule de Vater. L'index droit, recourbé en crochet dans le duodénum, reporta en haut d'abord, puis en avant, la face postéro-interne de l'intestin, au-dessus de laquelle siégeait le calcul, et le cholédoque fut incisé, du dehors, parallèlement à son axe. La duodénotomie est donc restée ici une manœuvre exploratrice et auxiliaire, et le calcul a été enlevé par cholédocotomie proprement dite.

Dans l'observation de M. Pozzi (obs. 24) où le duodénum a été aussi incisé, il ne s'agit point de l'ablation, par duodénotomie, c'est-à-dire par l'intérieur du duodénum, d'un calcul enclavé dans la terminaison du cholédoque. Ce calcul était « inclus partie dans le cholédoque ulcéré, et partie dans le duodénum au niveau de sa première portion », formant ainsi une tumeur dure, du volume d'une petite noix, qui paraissait siéger au niveau du pylore. Par une éraillure de la tumeur, laissant échapper une gouttelette de bile, une sonde introduite sent un calcul. On débride cette poche aux ciseaux, et, après ablation du calcul, le doigt pénètre dans le duodénum et, à gauche, dans l'estomac. Il s'agit ici de l'incision simultanée du cholédoque et du bord supérieur de la première portion du duodénum, d'une incision cholédoco-duodénale : le calcul avait produit là une cholédoco-duodénostomie spontanée, dans l'orifice de laquelle il était resté enchâtonné.

Le fait de Mac Burney et l'observation de Kocher montrent que pour des calculs enclavés, non seulement dans l'ampoule de Vater, mais encore derrière la portion verticale du duodénum, l'extraction par duodénotomie peut être le procédé de choix. La cholédocotomie pour calculs enclavés dans cette situation n'est praticable que si le duodénum est mobile, non adhérent, possible à écarter pour parvenir sur sa face postérieure.

Telles sont les opérations, autres que la cholédocotomie, dont on dispose actuellement pour désobstruer le cholédoque : nous en avons vu, chemin faisant, quelques indications ou contre-indications par rapport à la cholédocotomie.


### § II. — Opérations palliatives sur la vésicule ou sur le cholédoque.

La cholécystentérostomie ou la cholécystostomie simples laissent persister les calculs du cholédoque, et utilisent la vésicule et le cystique pour l'établissement d'une fistule biliaire, intestinale ou cutanée. Leur première condition est donc que la vésicule et le cystique soient utilisables : ceci restreint déjà leurs applications à l'obstruction calculeuse du cholédoque, surtout en ce qui concerne la cholécystentérostomie.

1° La **cholécystentérostomie**, bonne comme opération palliative dans les compressions irrémédiables du cholédoque, et favorisée alors par la dilatation de la vésicule, est d'application tout à fait limitée pour les obstructions calculeuses, à vésicule ordinairement petite et rétractée. Elle peut être totalement impossible : la vésicule a des dimensions insuffisantes pour qu'on puisse en faire l'anastomose à l'intestin ; ou même la vésicule reste introuvable, et si l'on n'en vient pas alors à attaquer directement le cholédoque, on est réduit à refermer l'abdomen en laissant persister la rétention biliaire : des observations en ont été rapportées (1). Est-elle possible, la cholécystentérostomie, palliative et laissant persister les calculs du cholédoque, ne vaut pas comme résultat le rétablissement de la perméabilité du canal. En l'absence de démonstration encore suffisante, quelques faits tendent à prouver que ce large abouchement de la vésicule dans la cavité intestinale est peut-être une nouvelle voie d'infection biliaire ascendante ; des recherches ultérieures sont d'ailleurs nécessaires sur ce point (2, 3). Une observation de M. Richelot (4) montre la rétraction possible de la vésicule, du cystique, et de l'anastomose cholécysto-duodénale : ce cas est d'ailleurs complexe, puisque, en même temps que des calculs, existait une oblitération fibreuse du cholédoque. Plus probante sous ce rapport est l'observation 67 de Mayo Robson : lors d'une cholédocotomie secondaire à une cystico-colostomie, on a trouvé l'anastomose réduite à un cordon fibreux imperméable. Seules, des difficultés, du fait surtout des adhérences (1), jugées par l'opérateur trop nombreuses pour arriver jusque sur le cholédoque et extraire le calcul, peuvent décider à s'en tenir à la cholécystentérostomie, si elle est possible. En cas urgent, chez un malade incapable de supporter une longue opération, et, point important, alors qu'une exploration restée incomplète du cholédoque laisse hésitant sur la nature de l'obstruction, doit-on adopter la cholécystentérostomie pour parer simplement à la rétention biliaire ? Nous ne le croyons pas. Dans ces conditions d'urgence et d'incertitude sur le caractère définitif ou non de l'obstruction, la cholécystostomie est préférable.

**2°** La **cholécystostomie**, dans l'obstruction calculeuse du cholédoque,

(1) BACKEL, Communication au *Congrès français de chirurgie*, 1899. QUÉNU, in TERRIER, *Revue de chirurgie*, novembre 1892, p. 934.

(2) *Société de chirurgie de Paris*, séances des 11, 18 et 25 juillet 1894.

(3) DUJARDIN-BEAUMETZ. *Sur quelques symptômes présentés par les individus porteurs de fistules biliaires intestinales et sur les préceptes de thérapeutique et d'hygiène qui leur sont applicables.*

(4) *Congrès français de chirurgie*, 1892.

(5) KÖRTE. *Berlin. klin. Woch.*, n° 46, p. 1132, 13 novembre 1893.

peut trouver, par rapport à la cholédocotomie, des indications de plusieurs ordres. Préliminaire à la cholédocotomie, comme opération d'urgence contre la rétention et surtout contre l'infection biliaires, elle crée des conditions favorables à l'incision ultérieure du cholédoque. Associée à la cholédocotomie dans une même intervention, elle présente encore certains avantages.

A la condition que le cystique soit perméable ou désobstrué de ses calculs, la cholécystostomie est possible avec une vésicule de dimensions même très petites, qu'il paraît d'abord impossible d'amener à la peau. Cette fixation de la bouche vésiculaire à la paroi est évidemment le cas le plus avantageux ; mais, lorsqu'elle n'est pas possible, les faits montrent qu'on peut laisser la vésicule ouverte sous le foie et lui adapter un drain qui amène la bile au dehors. Ce drain est entouré d'un petit tamponnement à la gaze stérilisée ; autour de lui, selon la pratique de Terrier, on forme une sorte de canal isolé depuis l'ouverture de la vésicule jusqu'au dehors, en utilisant les débris d'adhérences et surtout l'épiploon voisin que l'on suture à la paroi abdominale. Pour ces vésicules très petites et incapables d'être abouchées à la peau, Murphy adapte à l'ouverture de la vésicule une sorte de bouton-tube métallique, « button tube drainage », qui conduit la bile au dehors. Il en a donné la description et les dessins explicatifs (1).

Chez un ictérique ancien, très affaibli, à lésions hépatiques probablement avancées, incapable en un mot de supporter une intervention de quelque durée, on peut être obligé de se borner à la seule cholécystostomie. On va au plus pressé en mettant terme à la rétention biliaire, se réservant de faire plus tard la désobstruction du cholédoque, quand l'état général se sera amélioré et permettra une opération complète. Il faut espérer que les faits de ce genre deviendront plus rares, à mesure que l'on sera mieux imbu de la nécessité de ne pas attendre indéfiniment pour recourir à l'intervention chirurgicale.

Mais c'est surtout contre l'infection biliaire, contre les poussées aiguës d'angiocholite, que la cholécystostomie préliminaire est utilisable. Elle reconnaît ici les mêmes indications que dans l'angiocholite en général : désinfecter les voies biliaires par un drainage régulier. Lorsqu'avec des signes cliniques d'infection biliaire aiguë, on trouve du pus à l'ouverture de la vésicule, la nécessité de cette cholécystostomie préliminaire ne fait aucun doute comme intervention isolée ; telle la ligne de conduite que se proposait de suivre Riedel dans l'observation 47. Mais

_______

(1) MURPHY. *New-York medical Record*, 13 janvier 1894, p. 37 et 38.

alors même que les lésions ou l'aspect du contenu de la vésicule ne peuvent, dans l'état actuel de nos connaissances, fournir de probabilité sur le degré et sur le genre d'infection des voies biliaires, et dans l'impossibilité d'avoir sur-le-champ les résultats de l'examen bactériologique de la bile, cette cholécystostomie préliminaire sera d'autant mieux indiquée que les signes cliniques, accès fébriles à température élevée, frissons, état général, etc., feront soupçonner une infection biliaire particulièrement virulente. Dans ces cas, même avec diagnostic vérifié de calculs enclavés dans le cholédoque, il nous semble avantageux de se borner d'abord à désinfecter les voies biliaires. On ne pratiquera que plus tard, dans des conditions meilleures, l'incision du cholédoque, les manœuvres parfois longues d'extraction des calculs, la suture presque toujours incomplète, causes multiples d'inoculation péritonéale par une bile très virulente : le tout est que la vésicule se prête à cette cholécystostomie. La seule intervention sur les conduits biliaires se bornera alors à la désobstruction du cystique, s'il y a lieu ; si l'on peut refouler ses calculs dans la vésicule avant d'ouvrir celle-ci, on aura l'avantage de n'avoir plus à revenir sur lui après avoir ouvert la vésicule infectée. Avec le libre écoulement de la bile disparaissent les poussées d'infection et d'angiocholite, l'ictère et les autres accidents de la rétention. Apyrétique, sans ictère, et s'alimentant fort bien malgré l'absence totale de bile dans l'intestin, le malade voit son poids augmenter et ses forces revenir : les observations le prouvent. Quelques semaines ou quelques mois plus tard, la persistance de la fistule biliaire avec décoloration des selles démontrant, à défaut d'exploration suffisante lors de la première intervention, la permanence de l'obstruction calculeuse du cholédoque, on le désobstrue par une cholédocotomie secondaire : la fistule biliaire se tarit d'elle-même avec la perméabilité du cholédoque.

En un mot, dans les obstructions calculeuses justiciables de la cholédocotomie, si elles s'accompagnent de poussées aiguës d'angiocholite et de signes accusés d'infection biliaire, la cholédocotomie secondaire à la cholécystostomie, quand celle-ci est possible, nous paraît préférable à la cholédocotomie d'emblée. Cette opinion se base sur l'examen des observations. D'une part, on y voit les succès en proportion plus grande pour les cholédocotomies secondaires à des fistules biliaires que pour les cholédocotomies primitives. D'autre part, une des plus fréquentes causes de mort dans les cholédocotomies primitives est l'infection péritonéale très probable par épanchement d'une bile septique, que cette infection ait eu le temps ou non de se traduire par des lésions appréciables de péritonite.

Associée à la cholédocotomie primitive (obs. 46-55), ou maintenue comme fistule biliaire dans les cholédocotomies secondaires (obs. 57-64) la cholécystostomie offre encore quelques avantages. Elle assure provisoirement l'écoulement de la bile, si, du fait de l'état des parois, la perméabilité du cholédoque ne se rétablit pas immédiatement après l'ablation des calculs : la fistule ainsi faite ne se tarit qu'au fur et à mesure que la bile peut reprendre son cours normal vers l'intestin. Ce libre écoulement de la bile aurait aussi l'avantage, d'après Kehr et Riedel, d'éviter toute pression au niveau des sutures du cholédoque. Sur cette idée, Kehr et Riedel suppriment le drainage de la plaie du cholédoque, dans les cholédocotomies associées à la cholécystostomie. Nous aurons à revenir sur ce point. Si l'état des parois de la vésicule n'en rend pas l'extirpation obligatoire, si le cystique est perméable et la vésicule capable d'être abouchée à la peau, la cholécystostomie nous semble donc l'opération de choix, comme traitement de la vésicule associé à la cholédocotomie.

3° **Cholédoco-entérostomie.** — Les opérations qui ont utilisé le cholédoque pour créer une fistule biliaire, dans les cas d'obstruction calculeuse, sont encore trop peu nombreuses pour qu'on puisse en tirer quelque conclusion. Parmi les 4 opérations de *cholédocostomie* groupées par M. Terrier (1), une seule (Yversen) a trait à l'oblitération calculeuse du cholédoque, qui, très dilaté, fut pris et ouvert pour la vésicule : l'observation 20, de Billroth, est analogue. La *cholédoco-entérostomie*, sans ablation de calculs, n'a été pratiquée, à notre connaissance, que deux fois, par Sprengel (2) et par Riedel (3), et dans des circonstances opératoires spéciales. Il faut en séparer tout à fait l'opération, déjà rapportée, de Kocher, cholédoco-duodénostomie interne, qui, au lieu de se borner à une fistulisation, a d'abord enlevé le calcul, et qui constitue une voie d'accès pour l'ablation de calculs enclavés derrière le duodénum.

(1) TERRIER. De la cholédocostomie. *Revue de chirurgie*, février 1893.
(2) SPRENGEL. *Loc. cit.*
(3) RIEDEL. *Erfahrungen über die Gallensteinkrankheit*, 1892, p. 116-119.

# TROISIÈME PARTIE

**Technique opératoire. Suites immédiates. Résultats éloignés.**

La préparation du malade comprend les soins nécessaires à toute laparotomie : bains, nettoyages répétés de la paroi abdominale, purgatifs légers pour évacuer l'intestin, et, dans le cas particulier, antisepsie intestinale, dans la mesure du possible, par le régime lacté et l'absorption de benzo-naphtol, bétol ou autre désinfectant intestinal.

Dans cette description nous n'aurons en vue que la cholédocotomie simple : les détails opératoires qui s'y ajoutent du fait d'une opération simultanée sur la vésicule — ou les conditions spéciales créées par l'existence préalable d'une fistule biliaire, dans les cholédocotomies secondaires — ont été suffisamment mentionnés avec l'étude de chaque groupe d'observations, pour qu'il soit inutile de les répéter ici.

L'opération comprend cinq points à étudier :

1º Incision de la paroi abdominale.

2º Destruction des adhérences ; recherche de la vésicule. Recherche et exploration du cholédoque. Diagnostic des calculs.

3º Incision du cholédoque. Extraction des calculs.

4º Cathétérisme du cholédoque. Sutures de l'incision du cholédoque.

5º Drainage. Sutures de la paroi abdominale.

### § I. — Incision (de la paroi abdominale.

Toutes les incisions de la paroi abdominale antérieure capables de conduire sur les voies biliaires ont été utilisées pour la cholédocotomie. Dans les observations nous trouvons notées : l'incision latérale au bord du muscle droit, de beaucoup la plus fréquente (23 sur les 53 observations où le genre d'incision est mentionné), l'incision médiane, l'incision oblique et courbe, parallèle au rebord costal, l'incision transversale, enfin diverses variétés d'incisions coudées, incisions médianes ou latérales unies à la section transverse du muscle droit.

Toutes ont leurs avantages et leurs inconvénients, déjà maintes fois exposés. L'incision latérale au bord externe du droit conduit sur le siège même de la vésicule, moins bien sur le cholédoque. D'après les mensurations de M. Quénu (1), tandis que le bord externe du droit s'éloigne de 60, 70, et jusqu'a 85 millimètres de la ligne médiane, la distance du cholédoque à la ligne médiane est seulement de 24, 30 et 35 millimètres à son origine, de 18 à 20 et 30 millimètres à sa terminaison (2). L'incision médiane a les avantages inverses. L'incision transversale, courbe et parallèle au bord du foie, est, sans aucun doute, au point de vue anatomique, celle qui conduit le mieux, à la fois sur la vésicule et sur le cholédoque, mais elle a l'inconvénient de sectionner en travers tous les muscles de la paroi abdominale et d'exposer ainsi davantage aux éventrations. Les incisions coudées donnent aussi plus de jour que les incisions verticales, en s'accompagnant de la section du muscle droit.

Les INCISIONS TRANSVERSALES ou coudées, fréquemment employées à l'étranger, sont certainement très commodes pour avoir un large accès sous la face inférieure du foie hypertrophié, et manœuvrer dans la profondeur où siège le cholédoque. On sait que sous ce rapport elles ne sont pas comparables aux uniques incisions verticales ; nous avons eu l'occasion de nous en convaincre nous-même sur le cadavre. Mais ces larges brèches (obs. 59. 61, etc.), avec l'obligation constante ici du drainage et du tamponnement au lieu d'une solide réunion immédiate et totale, exposeraient davantage aux éventrations que les incisions verticales. En cas de gêne, on peut d'ailleurs avoir recours secondairement à ces incisions coudées, en ajoutant à l'incision verticale, médiane ou latérale, la section tranverse à travers le droit.

Au début de l'intervention, si l'on croit pouvoir se contenter d'une longue incision verticale, c'est donc entre la section médiane et la section latérale au bord du droit que la question se pose.

L'INCISION MÉDIANE, de l'appendice xiphoïde à l'ombilic, est celle qui répond le mieux à la région du cholédoque ; en outre, s'élevant en haut jusqu'à l'appendice xiphoïde, tandis que l'incision latérale est arrêtée par le rebord costal, elle peut conduire plus profondément sous la face inférieure du foie augmenté de volume.

(1) QUÉNU. Étude sur la chirurgie du cholédoque De l'exploration du cholédoque par la laparotomie exploratrice. De la cholédocotomie sans sutures. Communication à la Société de chirurgie, avril 1895, et *Progrès médical*, 4 et 11 mai 1895.

(2) Sur dix sujets examinés au point de vue du cholédoque, nous avons noté comme distance de l'origine du cholédoque à la ligne médiane : 20, 25, 25, 30, 32, 35, 35, 40, 45, 60 millimètres.

Si donc l'on n'avait à intervenir que sur le cholédoque, la supériorité de l'incision médiane ne ferait aucun doute : telles les cholédocotomies secondaires. Mais dans les conditions ordinaires d'intervention pour ictère chronique attribué à la lithiase, on ne peut être sûr de n'avoir pas à intervenir sur la vésicule, soit isolément, à l'exclusion du cholédoque, soit en même temps que sur celui-ci. Dans les deux tiers environ des observations précédentes (45 sur 71), la lithiase était vésiculaire et cystique, en même temps que cholédoquienne : l'intervention sur la vésicule a été simultanée à l'intervention sur le cholédoque (cholédocotomies associées), ou l'a précédée comme opération isolée (cholédocotomies secondaires). La vésicule, autant et même plus que le cholédoque, doit donc être considérée dans le choix de l'incision : l'opération l'intéresse le plus souvent, et dans certains cas elle lui restera limitée : elle constitue, de plus, un excellent guide vers le cholédoque.

L'INCISION LATÉRALE sur le bord même du droit, nous paraît donc préférable. Elle mène mieux sur la vésicule qu'on a d'abord à rechercher, à traiter, et qui guide elle-même vers le cholédoque. Suffisamment longue, poussée en haut jusque sur le rebord costal, s'étendant en bas jusqu'à 12 ou 15 centim., elle permet une exploration suffisante de la face inférieure du foie, et au cas où elle serait reconnue, au cours de l'opération, insuffisante pour manœuvrer à l'aise sur le cholédoque, on n'hésiterait pas à la compléter par une incision transverse sur le muscle droit. Les inconvénients possibles de cette incision transverse, au point de vue de la solidité de la cicatrice, seront largement compensés par le temps ainsi gagné, la facilité des manœuvres pour une opération complète ; ils seront d'ailleurs très amoindris par une suture soignée, et la précaution de ne faire le drainage et le tamponnement que par la branche verticale de cette incision coudée, autant que possible.

Latérale ou médiane, l'incision doit être suffisamment longue pour donner un bon accès sous la face inférieure du foie augmenté de volume ; si elle ne suffit pas, on fait partir d'une de ses extrémités une incision transverse à travers le droit.


### Voie lombaire.

Whrigt (1), et Mears (2), croyant avoir affaire à un rein flottant, ont abordé par la voie lombaire la vésicule très distendue. Récemment

(1) WHRIGHT. *Lancet*, 28 mars 1885, p. 568.
(2) MEARS. *Annals of Surgery*, 1890, vol. X, p. 241.

M. Reboul vient d'envoyer à la Société de Chirurgie (1), une observation de cholécystostomie pratiquée par la voie lombaire, à la suite aussi d'une erreur de diagnostic, et suivie de guérison parfaite. A notre connaissance, des opérations sur le cholédoque n'ont pas encore été faites par cette voie, sur le vivant.

M. Tuffier vient de communiquer à la Société de Chirurgie d'intéressantes recherches anatomiques sur l'abord du cholédoque par la voie lombaire. Opérant une femme qui portait dans la fosse lombaire droite une tumeur volumineuse de diagnostic douteux, M. Tuffier, après néphropexie du rein abaissé et en hydronéphrose au début, put sentir nettement, avec un doigt dans la plaie et une main sur l'abdomen, la vésicule et le cystique bourrés de gros calculs ; il ferma la plaie lombaire, et fit, séance tenante, une incision antérieure au bord du droit : cholécystostomie, avec ablation de quatorze calculs de la vésicule et du cystique. Guérison. Frappé de ce fait, M. Tuffier rechercha, sur dix cadavres, le cholédoque par la voie lombaire : dans les dix cas il put trouver et isoler le canal. Voici, très résumée, la partie opératoire de cette communication dont on trouvera ailleurs tous les détails (2).

Le sujet étant placé sur le côté gauche, un coussin sous le flanc, on fait l'incision de la néphrectomie lombaire, incision parallèle à la douzième côte et située à un travers de doigt au-dessous, partant de l'angle de cette côte et de la masse sacro-lombaire et se prolongeant sur une longueur de 18 centim. au moins. L'extrémité inférieure du rein est reconnue, relevée, et maintenue sous les fausses côtes à l'aide d'un large écarteur. On cherche alors et on reconnaît la deuxième portion du duodénum et le pancréas ; on relève et on protège la veine cave en dedans, si cela est nécessaire, et en tout cas on récline en dehors la seconde portion du duodénum dépourvue de péritoine. En introduisant dans la plaie l'index gauche, la pulpe en dedans, on sent et on accroche un cordon descendant, formé par le cholédoque et ses vaisseaux. Avec une pince et une sonde cannelée, on peut alors isoler et dénuder le canal dans toute sa portion rétro-duodénale et intra-pancréatique, sans que le péritoine soit en cause. Cette voie d'accès a l'avantage d'être sous-péritonéale, ce qui a son importance avec l'écoulement fréquent de la bile infectée malgré la suture du cholédoque.

Anatomiquement, on peut donc aborder par la voie lombaire la portion rétro-duodénale et pancréatique du cholédoque. Il faut cependant

(1) REBOUL. *Bulletins et mémoires de la Soc. de chirurgie*, séance du 22 mai 1895.

(2) TUFFIER. *Bull. Soc. de chir.*, séance du 15 mai 1895, et *Semaine médicale*, 22 mai 1895, p. 248.

remarquer que deux conditions défavorables à cette voie d'accès se présentent fréquemment chez les lithiasiques : l'embonpoint, augmentant la profondeur à laquelle on atteindra le cholédoque, la mobilité et l'abaissement du rein droit.

Mais l'inconvénient capital de la voie lombaire, c'est de ne donner accès qu'à la partie rétro-duodénale et pancréatique du cholédoque, et de ne pas permettre l'exploration du reste des voies biliaires. Même par l'incision antérieure au niveau de la vésicule, on a souvent les plus grandes difficultés à la reconnaître, ainsi que le cystique, pour en enlever les calculs : vésicule et cystique sont rétractés dans un amas d'adhérences unissant l'épiploon, le côlon, le duodénum à la face inférieure du foie. Dans sa communication, M. Tuffier a d'ailleurs eu le soin de signaler seulement ainsi une voie d'accès vers le cholédoque, la deuxième portion du duodénum et la tête du pancréas, sans la comparer à l'exploration par la laparotomie et en en acceptant les indications exceptionnelles pour le cholédoque. C'est qu'en effet, comme l'ont fait remarquer MM. Michaux et Quénu, le plus souvent, quand on intervient pour une obstruction des voies biliaires, on ne sait pas exactement s'il s'agit d'un calcul du cholédoque, et il est fort important de faire une laparotomie exploratrice qui seule permettra de déterminer le siège de la lésion, vu que le canal cystique et la vésicule biliaire sont peu abordables par la voie lombaire, surtout dans l'état où on les trouve dans ces cas anciens de lithiase.

### II. — Libération des adhérences; recherche de la vésicule. Recherche et exploration du cholédoque.

La paroi incisée, le bord du foie apparaît dans la plaie : il faut maintenant pénétrer sous ce bord à la recherche de la vésicule, et, continuant à avancer entre la face inférieure du foie d'une part, et, d'autre part, les organes situés au-dessous, épiploon, côlon, duodénum, arriver jusqu'au cholédoque. Dans les conditions normales, cet abord du cholédoque est facile : le doigt suivant le bord droit de la vésicule s'engage dans l'hiatus de Winslow. Ici, il en est loin d'être de même : la face inférieure du foie est fusionnée par des adhérences aux organes sous-jacents : la vésicule, rétractée au milieu des adhérences qui l'entourent, reste parfois introuvable; la profondeur à laquelle on arrive sur le cholédoque est très augmentée par l'hypertrophie du foie.

Quand les lésions de cholécystite et de péricholécystite sont restées légères, on a pu avancer assez facilement, et en venir assez vite à l'exploration du cholédoque : ces cas sont absolument exceptionnels. Dans la presque totalité des observations précédentes, cette libération des adhérences est mentionnée comme très pénible : les organes sous-jacents au foie sont fusionnés par des adhérences solides, et les notions d'anatomie normale pour la découverte du cholédoque ne sont plus que d'un faible secours. Les adhérences presque constantes sont celles de l'épiploon et du côlon transverse au foie; la vésicule rétractée peut adhérer au côlon, au duodénum, parfois même à l'estomac,

Cette libération des adhérences est donc ordinairement très pénible et nécessite beaucoup de précaution. Du bord du foie sont d'abord séparés l'épiploon et le côlon transverse ; l'encoche du bord du foie indique le siège probable de la vésicule ; si on trouve la vésicule, libérée de ses adhérences, elle constitue un guide précieux vers le cystique et le cholédoque. Ces adhérences seront séparées péniblement, avec le doigt si possible : le plus souvent, on est obligé de les disséquer au bistouri et aux ciseaux.

Il faudra redoubler de précautions pour éviter de perforer le côlon, le duodénum ou l'estomac, de sectionner, sans y prendre garde, une fistule cholécysto-duodénale, ou colique; de fait, nous trouvons notés pareils accidents : déchirure du côlon, réparée, mais devenant ensuite le point de départ d'une péritonite par perforation (Kehr, obs. 15); perforation du côlon au point d'une ancienne cystico-colostomie, donnant lieu ainsi à une péritonite mortelle (Mayo Robson, obs. 67); perforation du côlon d'abord, de la vésicule et de l'estomac ensuite (Riedel, obs. 58) ; perforation simultanée du duodénum et du col de la vésicule, par section d'une fistule cholécysto-duodénale (Kehr, obs. 31); déchirure du cholédoque pendant la libération des adhérences (Czerny, obs. 7). Dans une opération de Czerny, l'appendice iléo-cæcal, très allongé et en position anormale, adhère par son extrémité à la vésicule : il est réséqué entre deux ligatures (obs. 39). On pourra avoir aussi à désinfecter énergiquement et à tamponner un abcès enkysté dans les adhérences (obs. 55.)

Cette libération terminée, les organes séparés et écartés de la face inférieure du foie, on cherche à s'orienter pour reconnaître le cholédoque et l'explorer. Il est indispensable d'avoir beaucoup de jour : l'embonpoint fréquent des lithiasiques, l'hypertrophie parfois considérable du foie de rétention biliaire, accroissent beaucoup la profondeur à laquelle on manœuvre. Un bon écartement est nécessaire : le bord et la face inférieure du foie sont maintenus fortement relevés sous une compresse stérilisée et un large écarteur, par un aide placé à la gauche de l'opérateur ; un second aide, placé en face, maintient et atttire avec des compresses stérilisées, d'une main, l'estomac à gauche, de l'autre main, les anses intestinales en bas. La position du malade en plan incliné diminue l'obliquité suivant laquelle on a à pénétrer sous la face inférieure du foie, et y permet une arrivée plus facile du jour. Les aides s'efforcent de faire l'écartement aussi bien dans la profondeur qu'à la surface : le fond de la plaie doit être aussi largement découvert que possible; on évite ainsi de manœuvrer au fond d'une plaie en entonnoir.

Quels sont les points de repère vers le cholédoque et la façon dont on peut l'explorer? Ici encore il faut distinguer totalement, d'une part, les cas rares où il existe peu d'adhérences péri-cholédoquiennes, où la vésicule a été facilement trouvée et l'hiatus de Winslow perméable, d'autre part les cas ordinaires où la vésicule ne peut servir de guide, où l'hiatus est oblitéré par des adhérences qui entourent et masquent le cholédoque.

Lorsqu'on peut les trouver, la vésicule et l'hiatus de Winslow sont les meilleurs guides vers le cholédoque. Les bords de la plaie et les organes étant bien écartés, foie relevé en haut, estomac maintenu à gauche, intestins refoulés en bas, l'index gauche se guidant sur la vésicule et le cystique, s'introduit, la pulpe en avant, dans l'hiatus de Winslow, accroche le bord droit de l'épiploon gastro-hépatique, cholédoque, veine porte, artère hépatique, ganglions, qu'il abaisse et attire en avant. Le pouce de la même main, ou, plus commodément, l'index droit, parcourt la face antérieure du pédicule du foie : entre les deux index, on explore ainsi soigneusement, du hile du foie au duodénum, le canal hépatique, l'embouchure du cystique, la partie sus-duodénale du cholédoque. Un calcul situé à ce niveau passera difficilement inaperçu avec cette exploration méthodique.

Cette palpation de la portion sus-duodénale du cholédoque ne constitue qu'une partie [de l'exploration. Il faut maintenant explorer soigneusement sa portion rétro-duodénale et pancréatique : c'est à ce niveau que les calculs passent souvent inaperçus. Cette exploration, au cas toujours où le peu d'adhérences le permet, se fera entre deux doigts, d'une façon analogue à la palpation de la portion sus-duodénale : l'index gauche sortant de l'hiatus de Winslow, descend sur le flanc droit du duodénum, et, autant que le permet la mobilité de celui-ci, derrière sa face postérieure, qu'il déprime le plus possible pour se rapprocher du cholédoque : le pouce gauche ou l'index droit appuient successivement, sur l'index postérieur, la première portion du duodénum et la tête du pancréas. La découverte du calcul sera d'autant moins difficile que le doigt postérieur pourra s'enfoncer plus profondément derrière la face postérieure du duodénum : on peut alors saisir et explorer entre deux doigts la tête du pancréas. Sur le cadavre, une bougie n° 10 de la filière Charrière est ainsi facilement suivie jusqu'à l'ampoule de Vater : on en sent surtout le relief sur la face postérieure de la tête du pancréas, plutôt que sur la face antérieure où le cholédoque est recouvert par une épaisseur beaucoup plus grande de tissu glandulaire et par le bord droit de l'épiploon duodéno-colique.

Mais ce sont là des conditions d'anatomie normale : elles sont exceptionnelles dans les cas anciens de lithiase, où des adhérences masquent le cholédoque, ferment l'hiatus de Winslow, immobilisent le duodénum.

Quels points de repère suivre alors dans la recherche du cholédoque? Détachée des adhérences qui l'entourent, et libérée d'avec la face inférieure du foie, la vésicule petite et atrophiée est encore le meilleur guide. M. Michaux a beaucoup insisté sur ce point : la vésicule biliaire détachée du foie, le décollement du canal cystique conduit naturellement vers le cholédoque. On peut voir dans les observations que, souvent, c'est en poussant ainsi la libération du cystique qu'on a été amené à découvrir un calcul dans le cholédoque.

Mais la vésicule biliaire manque parfois totalement : on pourra se rappeler alors, ainsi que l'a fait M. Terrier dans l'obs. 10, la présence de ganglions sous le foie et vers le col de la vésicule ; ces ganglions trouvés, M. Terrier a pu sentir avec le doigt le cordon formé par le cholédoque et le suivre jusqu'à la tête du pancréas, où a été reconnue la présence du calcul.

L'angle des première et deuxième portions du duodénum, d'une part, la loge de la vésicule indiquée par l'encoche du bord antérieur du foie ou par un épaississement notable du tissu cicatriciel, d'autre part, pourront aussi, comme l'a remarqué M. Quénu, servir de points de repère. Peut-on enfin utiliser le sillon de la veine ombilicale? Chez certains sujets, dit M. Quénu, le cholédoque se trouve à peu près dans le plan oblique de ce sillon ; chez d'autres, il s'en éloigne plus ou moins : ce point de repère, sans être négligeable, n'est donc que très approximatif.

En résumé, on voit finalement que l'induration du calcul sera souvent le seul point de repère, et que le toucher « jouera le plus grand rôle dans la recherche et du calcul et du cholédoque, les points de repère anatomiques manquant ou étant souvent masqués par des adhérences anormales, parfois considérables » (1).

(1) TERRIER. *Loc. citato.*

L'induration du calcul une fois trouvée, il faut en faire le diagnostic d'avec l'induration des ganglions voisins : en examinant des cholédoques normaux, nous avons eu l'occasion de constater presque constamment la présence de ces ganglions : soit un ganglion isolé au niveau du col de la vésicule, décrit par M. Hartmann (1), soit une chaîne de gros ganglions allongés au côté externe du cholédoque rétro-duodénal et pancréatique. Roberts (2), après avoir enlevé 23 calculs de la vésicule biliaire très dilatée, crut sentir des calculs dans le cholédoque : il ne les retrouva pas après incision du canal ; les indurations senties étaient des ganglions cancéreux consécutifs à un néoplasme du pylore. Il faudra aussi se méfier de l'erreur possible avec des lobules pancréatiques aberrants (Michaux), les indurations néoplasiques de la tête du pancréas, et les indurations dues à des cancers limités du cholédoque, dont M. Quénu et M. Michaux ont rapporté des exemples reconnus au cours de laparotomies restées exploratrices.

### § III. — Incision du cholédoque. Extraction des calculs.

L'exploration du cholédoque y a démontré l'existence de calculs que l'on ne peut enlever que par l'incision directe du canal. La façon de procéder à cette incision varie avec la région du cholédoque qu'elle doit intéresser.

Au point de vue chirurgical, le cholédoque est divisible en deux parties : l'une, immédiatement abordable au-dessus du duodénum ; l'autre, recouverte par le duodénum et le pancréas, qu'il faut contourner ou diviser pour arriver sur le canal.

A. — CALCULS DE LA PORTION SUS-DUODÉNALE. — Ce sont, ainsi que nous l'avons vu, ceux qui jusqu'ici ont été le plus souvent enlevés par cholédocotomie. Jusqu'à présent, c'est sur cette partie sus-duodénale du cholédoque qu'a porté le plus fréquemment l'incision.

Cette portion sus-duodénale, attaquable sur une longueur de 1 centim. à 2 centimètres et demi, lorsque le duodénum est repoussé en bas, est située dans le bord droit de l'épiploon gastro-hépatique, à la partie inférieure et antérieure de l'hiatus de Winslow. A gauche et en arrière du cholédoque se trouve la veine porte ; en avant et à gauche de la veine porte

(1) HARTMANN. Quelques points de l'anatomie et de la chirurgie des voies biliaires. *Société anatomique*, juillet 1891.

(2) ROBERTS. Cholecystotomy and incision of the common bile-duct. *International Clinic*. Philadelphia, 1894, vol. 2, p. 173-175.

est située l'artère hépatique, dont part la gastro-épiploïque droite se dirigeant en bas, derrière la première portion du duodénum, vers la grande courbure de l'estomac. Cette partie sus-duodénale du cholédoque est très souvent croisée par des branches veineuses duodénales ou gastro-épiploïques : ce sont probablement ces veines qui ont donné lieu aux hémorrhagies assez abondantes lors de l'incision du canal. Le cholédoque normal, petit conduit de 5 à 6 millim. de diamètre, accolé à la grosse veine porte, est d'ailleurs tout à fait différent de celui sur lequel on aura à intervenir ; le cholédoque qu'il faudra inciser, explorer, suturer, est, du fait de la rétention biliaire, un large canal dilaté, du volume du doigt dans la plupart des observations.

Le calcul bien reconnu, le fond de la plaie, très profonde du fait de l'hypertrophie du foie, étant aussi largement découvert que possible, les organes voisins bien écartés, et protégés, sous des compresses stérilisées, contre l'écoulement de la bile septique, l'incision du canal est faite *sur le calcul*. Le calcul est le seul guide de cette incision. Aussi l'aide ou la main gauche de l'opérateur ont-ils un rôle capital, en se plaçant derrière le cholédoque, dans l'hiatus de Winslow qu'ils attirent en bas et en avant, faisant saillir le calcul et l'immobilisant. Les cas où le peu d'adhérences et la perméabilité de l'hiatus permettent ainsi de faire saillir et d'immobiliser le calcul avec les doigts placés sous le pédicule du foie, sont les plus favorables; d'autres fois, dans la masse d'adhérences qui masquent le cholédoque et obturent l'hiatus, cette manœuvre est impossible; l'extrémité de l'index, appuyée sur le calcul, est alors le seul guide : c'est en s'appuyant sur elle qu'incise le bistouri.

Cette incision du cholédoque s'est accompagnée, dans nombre d'observations, d'une hémorrhagie veineuse plus ou moins forte, parfois assez abondante pour faire croire à la blessure de la veine porte. C'est là un fait assez fréquent pour être remarqué. Cette hémorrhagie est due peut-être à la section des veines gastro-épiploïques droites ou des veines duodénales que l'on voit constamment, en anatomie normale, aborder le bord supérieur de la première partie du duodénum en croisant la face antérieure du cholédoque. Elle s'est toujours assez vite arrêtée. Dans aucune des observations précédentes nous ne voyons de conséquences graves, pendant l'opération, de cette hémorrhagie : notons aussi que la blessure du tronc de la veine porte n'y a jamais été mentionnée.

Les lèvres de l'incision peuvent être maintenues écartées par des pinces ou une anse de fil. Lauenstein (obs. 17, 51, 53, 54), avant d'inciser le cholédoque, place de chaque côté une anse de catgut ou de soie, et incise entre ces deux fils de soutien ; il les utilise ensuite, en les nouant par dessus la suture de l'incision du cholédoque, à la façon des « fils d'appui » de Wölfler dans la suture des tendons.

L'extraction du calcul à travers l'incision a nécessité fréquemment de petites manœuvres, à la sonde cannelée ou à la curette, pour le détacher de la paroi à laquelle il adhérait. Parfois même, on est obligé de le fragmenter avec une pince, et de l'extraire par morceaux. Par cette incision ont été également enlevés d'autres calculs mobiles, situés au-dessus et au-dessous du point incisé, vers l'hépatique ou plus bas dans le cholédoque, et ramenés dans l'incision par des pressions digitales, avec l'aide d'une curette, ou pris avec des pinces.

B. — CALCULS DE LA PORTION RÉTRO-DUODÉNALE ET PANCRÉATIQUE DU CHOLÉDOQUE. — Lorsque ces calculs, mobiles, peuvent être remontés par les pressions du doigt jusqu'au-dessus du duodénum, leur extraction se confond avec celle des calculs sus-duodénaux : telles les observations 59 et 29. Lorsqu'ils sont enclavés, immobilisables, on ne peut les extraire qu'en incisant le canal à leur niveau : et la présence, au-devant d'eux, du duodénum ou du pancréas, exige dès lors des manœuvres spéciales. Ainsi que nous l'avons vu en étudiant le siège des calculs, les observations nettes d'extraction de calculs rétro-duodénaux ou intra-pancréatiques sont jusqu'à présent très rares : soit qu'ils aient resté inaperçus dans cette partie du cholédoque dont l'exploration est plus difficile, soit que, reconnus, on ait renoncé à leur extraction.

Cette portion du cholédoque représente la plus longue partie du canal, dont 2 centim. ou 2 centim. et demi émergent seuls au-dessus du duodénum lorsqu'on l'attire en bas, tandis que la longueur totale du cholédoque est en moyenne de 7 centim. Les conditions d'accès en sont toute différentes d'avec celles de la portion sus-duodénale : le cholédoque est recouvert par la première partie du duodénum ; plus bas, par la tête du pancréas, le canal pancréatique accessoire passant toujours au-devant du cholédoque, l'arcade pancréatico-duodénale antérieure et les nombreux vaisseaux qu'elle envoie au duodénum ; il s'accole, à sa terminaison, au canal de Wirsung.

Les quelques observations nettes, encore en très petit nombre, d'extraction de calculs enclavés dans cette partie du cholédoque, montrent qu'on a pu, selon leur siège, les aborder par des voies différentes : 1° Dissection du bord supérieur et d'une partie de la hauteur de la première portion du duodénum, pour aborder des calculs situés derrière cette première portion. 2° Incision trans-pancréatique sur un calcul reconnu dans la tête du pancréas. 3° Écartement du duodénum et incision du cholédoque sur la face postéro-interne de l'intestin, pour un calcul situé juste au-dessus de l'ampoule de Vater. 4° Voie trans-duodénale, duodéno-cholédocotomie dont il a été déjà parlé avec les interventions sur le cholédoque autres que la cholédocotomie proprement dite.

L'abaissement de la première portion du duodénum est nettement décrit dans l'observation 71 de Arbuthnot Lane ; après section du péritoine sur son bord supérieur, la première portion du duodénum est abaissée, écartée vers le bas, et une petite incision est faite sur le cholédoque juste au-dessus du duodénum : deux ou trois des plus gros calculs contenus dans le cholédoque étaient situés en arrière et au-dessous de la première portion du duodénum. Dans l'observation 41, Czerny fut obligé de libérer des adhérences du pylore et de la première portion du duodénum, pour pénétrer en arrière de ces organes, arriver au contact du calcul reconnu, et préparer le cholédoque pour l'inciser. Elliott, dans l'observation 62, dit simplement que le duodénum adhérait en avant au cholédoque et qu'il disséqua ces adhérences pour inciser le canal.

L'incision transpancréatique, directement sur un calcul reconnu dans la tête du pancréas, immédiatement au-dessus de l'ampoule de Vater, n'est décrite que dans l'observation 10 de Terrier : « Plaçant les doigts de la main gauche un peu en arrière et au-dessous de la tête du pancréas, on incisa directement sur le calcul et on ouvrit le canal cholédoque. » Après extraction du calcul et cathétérisme, on fit la suture du conduit, en comprenant une partie du tissu glandulaire du pancréas qui saignait assez abondamment. L'incision a porté immédiatement au-dessus de l'ampoule de Vater.

La mobilisation et l'écartement du duodénum pour arriver sur sa face postérieure ont été pratiqués dans l'observation 66 (Terrier). Un calcul était enclavé derrière le duodénum, au voisinage de l'ampoule de Vater. Une incision longitudinale du duodénum montra que le calcul, absolument immobilisé, était situé juste au-dessus de l'ampoule de Vater. L'index recourbé en crochet et placé dans le duodénum put reporter en haut d'abord, puis en avant, la face postéro-interne de l'intestin, au-dessus de laquelle siégeait le calcul, et le cholédoque fut incisé parallèlement à son axe.

Comme on le voit, la partie rétro-duodénale et pancréatique du cholédoque a été jusqu'ici rarement attaquée par la cholédocotomie. Il est probable que l'extraction de ces calculs bas situés dans le cholédoque, deviendra plus fréquente, à mesure que l'on se familiarisera davantage avec l'exploration de cette partie profonde du canal. Actuellement, les faits de ce genre sont encore trop peu nombreux pour qu'on puisse en tirer quelque conclusion au point de vue opératoire.

Sur dix sujets, nous avons recherché systématiquement à aborder le cholédoque sur la face postérieure du duodénum et du pancréas. Le péritoine est incisé longitudinalement, en arrière de la portion verticale du duodénum : un aide saisit cette portion verticale du duodénum, la soulève et l'attire vers la ligne médiane, en même temps que ses deux pouces, dans la concavité du duodénum, appuyent sur la tête du pancréas et la repoussent à droite. On voit ainsi la face postérieure du duodénum et la région du cholédoque, comme on les verrait par une incision lombaire. Le cholédoque est côtoyé là, sur son côté externe, par deux ou trois ganglions allongés, sur son côté interne par l'arcade pancréatico-duodénale postérieure ; il n'est recouvert que par une mince couche de tissu pancréatique. Lorsque le duodénum est mobile, cette manœuvre est praticable sur le cadavre : nous ne pouvons pas en conclure à sa possibilité sur le vivant, au fond d'une plaie profonde, et avec les adhérences si fréquentes au cas de lithiase.

Les données manquent sur ces calculs enclavés vers la terminaison du cholédoque. On ne peut pas conclure de la façon d'aborder le cholédoque normal en un point limité, à la conduite que l'on pourra suivre avec un canal dilaté, adhérent, et un gros calcul enclavé. Les rapports anatomiques précis sont alors modifiés. Il est probable qu'un gros calcul enclavé dans la portion pancréatique du canal peut faire saillie tantôt dans la tête du pancréas, dans ce quadrilatère que limitent les trois premières portions du duodénum et les vaisseaux mésentériques supérieurs, et tantôt faire saillie derrière le duodénum qu'il faut traverser pour arriver sur lui. Selon ces conditions particulières, ce sera la voie trans-pancréatique ou la voie trans-duodénale qui seront probablement les plus pratiques.

### § IV. — Cathétérisme du cholédoque. Sutures du cholédoque.

Le cholédoque désobstrué, on s'assure de sa perméabilité vers le foie et vers l'intestin, au moyen du cathétérisme. Celui-ci est pratiqué soit avec une bougie à boule n° 9 ou 10 de la filière Charrière, soit avec une sonde cannelée. Dans quelques observations, la dilatation du cholédoque est telle qu'on y introduit le doigt pour l'explorer. Il nous semble que, même en ces cas, le cathétérisme est nécessaire pour s'assurer de la perméabilité de la  portion terminale et de l'ampoule de Vater. Puis on procède à la suture du canal.

Cette suture a été faite de très diverses façons. Tantôt on place un seul étage de sutures : de trois à huit ou  dix points séparés simples, des points de Lembert, ou une  suture continue en surjet, etc. ; tantôt l'on a  fait deux  étages  de sutures, en utilisant  pour cela  la paroi du cholédoque et les tissus voisins, débris d'épiploon gastro-hépatique, etc. Ces deux étages de sutures  sont  eux-mêmes combinés de façon très différente selon les  opérateurs :  premier étage à points séparés et deuxième étage en suture continue, ou inversement — double étage de points de Lembert — double étage à la Czerny. Parfois on a  pu placer jusqu'à trois étages de sutures. Les substances employées ont été la soie ou le catgut, ou  les deux. La soie a été surtout utilisée ; elle est préfé-rable ici comme dans les sutures intestinales.

On pratiquera donc la suture du cholédoque à la soie fine à points séparés, et en plaçant un ou deux étages, autant que le permettra l'état de la paroi du cholédoque et l'utilisation possible des tissus voisins Cette suture est ordinairement difficile, par la profondeur à laquelle on opère, et à cause de la friabilité possible  des parois du canal. Presque jamais elle  n'a été hermétique : dans les jours qui suivent l'opération, de la bile s'écoule par la plaie : la suture ne peut dispenser du drainage.

Dans une dizaine d'observations, on n'a fait aucune suture de la plaie du cholédoque. Dans les observations 8, 23 et 39, on opérait des malades in extremis, et on est allé simplement au plus pressé en ouvrant le cholédoque et enlevant le calcul. D'autre fois, la suture a été impossible à cause du mauvais état des parois (68), de la profondeur de la plaie (56), ou jugée inutile a cause des adhérences préexistantes (48, 71, 72). On s'est alors contenté du drainage avec tamponnement. Dans l'obser-vation 12, un tube en verre a été introduit dans la plaie du cholédoque pour amener directement la bile au dehors. Il est à remarquer que, sauf pour les trois malades opérés in extremis, la guérison s'est parfaitement effectuée, après formation d'une fistule biliaire qui s'est spontanément formée après quelques semaines.


### § V. — Drainage. Sutures de la paroi abdominale. Pansement.

L'imperfection habituelle de la suture, le mauvais état des parois du cholédoque, la certitude non absolue, malgré la constatation par le cathétérisme de la perméabilité de la partie terminale du canal, que la bile pourra immédiatement trouver vers l'intestin une voie suffisante, démontrent la nécessité du drainage. Ce drainage de la plaie du cholédoque, avec ou sans tamponnement à la gaze stérilisée, est indispensable, surtout lorsque la bile ne trouve pas issue par une cholécystostomie coexistante. Les observations dans lesquelles aucun drainage n'a été fait sont très rares. Kehr et Riedel n'ont pas drainé la plaie du cholédoque, lorsqu'une cholécystostomie était unie à la cholédocotomie : la mort d'une opérée de Riedel est due manifestement à cette absence de drainage et de tamponnement : les sutures de la plaie du cholédoque, ainsi qu'une partie de celles qui unissaient la bouche vésiculaire à la paroi, n'avaient pas tenu, et la bile s'épanchait librement dans l'abdomen. Dans quelques cas, le drainage favorise peut-être la production de fistules : ce n'est pas démontré. En revanche, l'observation dont nous venons de parler prouve que, même sans la présence du drain, la suture du cholédoque peut ne pas tenir. Les guérisons de cholédocotomies sans sutures du cholédoque, la plaie du cholédoque restant largement ouverte avec un bon drainage, démontrent qu'il est beaucoup plus sûr de recourir à celui-ci, que de refermer l'abdomen sur une suture du cholédoque qui a beaucoup de chances de ne pas tenir. Il nous semble d'ailleurs que la plaie du cholédoque n'est pas seule à considérer dans cette décision : les manœuvres au fond d'une plaie profonde ont été longues ; malgré toutes les précautions pour bien protéger les parties voisines lors de l'incision du cholédoque, des inoculations voisines par la bile septique sont inévitables : même avec une suture du cholédoque pouvant tenir, il est donc prudent de drainer le fond de la plaie elle-même.

Cette région de l'abdomen, séparée du reste de la cavité péritonéale par la barrière que forme le mésocôlon transverse est, plus qu'aucune autre, propice au drainage ; on en complète l'isolement en suturant à la plaie abdominale la partie voisine de l'épiploon.

La suture de la paroi abdominale sera faite avec les soins ordinaires ; si une incision transversale a été secondairement ajoutée à l'incision verticale primitive, elle demandera une réunion particulièrement soignée et totale, le drain et le tamponnement sortant, autant que possible, par la partie verticale seule de l'incision.

### Suites opératoires.

Les suites immédiates de la cholédocotomie marchant vers la guérison sont généralement simples.

Dans les premiers jours qui suivent l'opération, s'établit ordinairement un écoulement biliaire par le drain : la suture du cholédoque est restée imparfaite. C'est le cas ordinaire

Les selles se colorent, dans la majorité des observations, vers la fin de la première semaine : à partir de ce moment, on supprime peu à peu le drainage de la plaie, et la fistule ne tarde pas à se cicatriser complètement. De même, si la cholédocotomie a été accompagnée d'une cholécystostomie, la fistule vésiculaire se tarit au fur et à mesure de la perméabilité du canal. L'ictère diminue assez rapidement; mais le foie reste encore longtemps augmenté de volume. Il est remarquable de voir combien vite se tarissent et se ferment, le cholédoque étant redevenu complètement perméable, la fistule biliaire de la plaie drainée, ou la fistule vésiculaire de la cholécystostomie concomitante.

Une opérée de Socin présente, le lendemain de l'intervention, des signes graves d'hémorrhagie interne : la réouverture de l'abdomen permet d'enlever une grande quantité de caillots, sans trouver la source de l'hémorrhagie; tamponnement iodoformé; guérison. Il semble que ces hémorrhagies tardives ne soient pas tout à fait rares. Si cette hémorrhagie se produit au niveau de la plaie du cholédoque, elle peut obstruer passagèrement le canal : les selles se redécolorent, l'ictère augmente, et parfois le sang reflue dans la vésicule (obs. 49) ou par la fistule cutanée (obs. 4). Une opérée de M. Quénu (obs. 20) a succombé ainsi à une hémorrhagie intra-canaliculaire ayant amené une rétention biliaire complète.

### Résultats éloignés.

Nous n'avons encore que peu de renseignements sur les résultats à longue échéance de la cholédocotomie. Beaucoup d'opérations sont d'ailleurs récentes.

Vingt-sept observations sont accompagnées de renseignements ultérieurs.

Une seule (Küster, obs. 4) mentionne le retour de quelques coliques hépatiques, cinq mois après la guérison opératoire. Après l'élimination de deux calculs pendant une cure à Carlsbad l'année suivante, la malade guérit définitivement. Au cours de l'intervention, la vésicule, non dilatée et sans calculs, ne fut pas ouverte : peut-être contenait-elle de petites concrétions restées inaperçues au palper, et qui se sont accrues dans la suite.

26 autres opérées ont été revues : 7 dans les 6 premiers mois, 6 de

6 mois à 1 an après, 4 au bout d'un an, 1 après 15 mois, 1 après 16 mois, 2 après 18 mois, 2 après 20 mois, 2 après 21 mois, 1 après 3 ans, 1 après 4 ans : la guérison se maintenait complète.

Lorsque la vésicule contenait des calculs en même temps que le cholédoque, leur ablation, suivie du traitement convenable de la vésicule, a accompagné la cholédocotomie primitive, ou précédé la cholédocotomie secondaire : ceci est à remarquer en faveur des résultats définitifs de l'intervention.

En outre, il est indiqué de faire suivre aux anciens opérés le régime et l'hygiène ordinaires des lithiasiques.

# CONCLUSIONS



## I. — Étude des observations.

I. — Les opérations de cholédocotomie peuvent être rangées en plusieurs groupes, d'après la nature de l'intervention : cholédocotomie simple, sans intervention concomitante sur la vésicule; cholédocotomie associée à une intervention sur la vésicule ; cholédocotomie secondaire à une opération préalable qui a laissé persister l'obstruction du cholédoque : cette opération préalable est le plus souvent une cholécystostomie, ayant créé une fistule biliaire complète.

La distinction s'impose surtout entre la cholédocotomie primitive, associée ou non à une intervention sur la vésicule, et la cholédocotomie secondaire à une fistule biliaire complète. Les conditions dans lesquelles se fait l'opération sont très différentes : d'une part, rétention biliaire ancienne et infection biliaire, lors de la cholédocotomie primitive ; d'autre part, cessation préalable de la rétention biliaire et des accidents infectieux par l'établissement d'une fistule, pour la cholédocotomie secondaire.

II. — Les causes de mort les plus fréquemment notées sont : les lésions hépatiques résultant de la rétention et de l'infection biliaires prolongées, et l'infection péritonéale, certaine ou très probable, par la bile septique : d'où les indications suivantes :

1) Nécessité de recourir à temps au traitement chirurgical, aussitôt qu'a été nettement établi l'insuccès des moyens ordinaires, et avant que les lésions hépatiques ne soient devenues irrémédiables. Avant l'intervention, il est utile de se renseigner le mieux possible sur l'état du foie et sur le fonctionnement de la cellule hépatique.

2) Utilité de la cholécystostomie comme opération préliminaire, lorsqu'existent des signes accusés d'infection biliaire, pour faire cesser ces accidents infectieux en même temps que la rétention, et créer ainsi des conditions favorables à l'incision ultérieure du cholédoque, à la cholédocotomie secondaire.

Mais la rétraction de la vésicule et l'imperméabilité définitive du cystique peuvent rendre impossible cette cholécystostomie préliminaire.

La protection soigneuse des parties voisines, lors de l'incision et des manœuvres sur le cholédoque, et un drainage efficace, sont nécessaires dans les deux cas.

## II. — Indications de la cholédocotomie.

Parmi les opérations, autres que la cholédocotomie, praticables contre l'obstruction calculeuse du cholédoque, les unes désobstruent le canal, les autres laissent persister l'obstacle et parent à la rétention biliaire par l'établissement d'une fistule.

Les premières sont :

1) Le refoulement des calculs dans la vésicule ou dans le duodénum. — Sans broiement préalable, ce refoulement n'est possible que pour des calculs petits, mobiles, et avec une perméabilité suffisante du cystique ou de la partie terminale du cholédoque.

2) La cholédocolithotripsie. — Souvent impossible à cause de la dureté du calcul, elle fait alors courir à la paroi du canal un danger inutile. Possible, elle ne met peut-être pas sûrement à l'abri d'une récidive ; les débris du calcul, si on ne peut les extraire par la vésicule, peuvent n'être qu'incomplètement refoulés ou expulsés dans le duodénum. Les renseignements ne sont d'ailleurs pas encore suffisants sur les résultats éloignés de cette opération.

3) La duodénotomie, pour l'ablation de calculs enclavés dans la partie terminale du cholédoque : nous n'en connaissons encore que deux cas, tous deux suivis de succès.

Les secondes sont :

1) La cholécystentérostomie. — Lorsque la rétraction de la vésicule ne la rend pas impossible, elle est inférieure par les résultats définitifs au rétablissement de la perméabilité du canal.

2) La cholécystostomie, par rapport à la cholédocotomie, peut trouver des indications de plusieurs ordres : cholécystostomie préliminaire à la cholédocotomie, pour faire d'abord cesser la rétention biliaire et les accidents aigus d'infection ; cholécystostomie associée à la cholédo-cotomie primitive, pour créer à la bile une issue facile et sûre, si la perméabilité de la portion terminale du cholédoque ne redevient pas immédiatement complète après l'ablation des calculs.

3) La cholédoco-entérostomie et la cholédocostomie.

### III. — Technique opératoire.

L'arrivée sur la région du cholédoque, et son exploration, sont ordinairement rendues difficiles par l'existence d'adhérences qui fusionnent à la face inférieure du foie et à la vésicule rétractée, les organes sous-jacents : épiploon, côlon, duodénum.

La vésicule et le cystique, lorsqu'on peut les trouver, l'hiatus de Winslow lorsqu'il est perméable, sont les meilleurs guides vers le cholédoque. D'autres fois l'induration du calcul est le seul point de repère.

Au point de vue chirurgical, le cholédoque est divisible en deux parties : l'une sus-duodénale, l'autre rétro-duodénale et pancréatique.

La partie sus-duodénale est, jusqu'à présent, celle qui a été le plus souvent incisée : on arrive directement sur elle au-dessus du duodénum.

L'incision, comme l'exploration, de la seconde partie du cholédoque, est plus difficile à cause de la présence au-devant d'elle du duodénum et du pancréas. Il existe encore fort peu d'observations nettes d'extraction de calculs dans cette région. Quatre voies ont été utilisées pour l'atteindre :

Voie sus-duodénale : dissection et abaissement du bord supérieur de la première portion du duodénum, pour des calculs enclavés en arrière de cette première portion.

Voie rétro-duodénale : mobilisation et écartement du duodénum en dedans, pour amener sous les yeux sa face postéro-interne et inciser le cholédoque sur cette face.

Voie transpancréatique, pour un calcul faisant saillie dans la tête du pancréas.

Voie transduodénale, pour l'ablation de calculs de la partie terminale du cholédoque, enclavés derrière le duodénum.

IMPRIMERIE LEMALE ET Cⁱᵉ, HAVRE

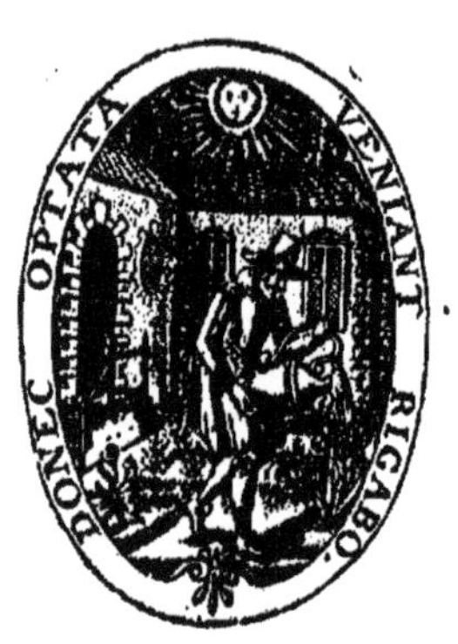


IMPRIMERIE LEMALE ET C<sup>ie</sup>, HAVRE

www.ingramcontent.com/pod-product-compliance
Ingram Content Group UK Ltd.
Pitfield, Milton Keynes, MK11 3LW, UK
UKHW021220140726
13695UKWH00002B/662

9 782013 586351